Hans-Peter Zenner

HNO-Krankheiten

Praktische Therapie-Richtlinien

HNO-Krankheiten
Praktische Therapie-Richtlinien

Für Allgemeinmediziner, Kinderärzte und Internisten

Hans-Peter Zenner

unter Mitarbeit von

R. Arold, D. Becker,
E. Biesinger, F. Bootz,
H. Heumann, H. G. Kempf,
P. K. Plinkert, U.-M. Roos,
M. Schrader, B. Weber,
F. Zanetti

Mit 34 Abbildungen
und 19 Tabellen

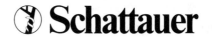

Anschrift des Herausgebers:

Prof. Dr. Hans-Peter Zenner
Direktor der Universitäts-Hals-Nasen-Ohren-Klinik
Silcherstraße 5
72076 Tübingen

Die Deutsche Bibliothek – CIP-Einheitsaufnahme

HNO-Krankheiten : praktische Therapie-Richtlinien
für Allgemeinmediziner, Kinderärzte und Internisten ; mit 19 Tabellen /
Hans-Peter Zenner. Unter Mitarb. von R. Arold . . .
– Stuttgart ; New York : Schattauer, 1996
  ISBN 3-7945-1696-6
NE : Zenner, Hans-Peter [Hrsg.] ; Arold, Ralf

In diesem Buch sind die Stichwörter, die zugleich eingetragene Warenzeichen
sind, als solche nicht besonders kenntlich gemacht. Es kann also aus der
Bezeichnung der Ware mit dem für diese eingetragenen Warenzeichen nicht
geschlossen werden, daß die Bezeichnung ein freier Warenname ist.
Hinsichtlich der in diesem Buch angegebenen Dosierungen von Medikamenten
usw. wurde die größtmögliche Sorgfalt beachtet. Gleichwohl werden die Leser
aufgefordert, die entsprechenden Prospekte der Hersteller zur Kontrolle heranzuziehen.
Das Werk ist urheberrechtlich geschützt. Alle Rechte, insbesondere das Recht
des Nachdrucks, der Wiedergabe in jeder Form und der Übersetzung in andere
Sprachen, behalten sich Urheber und Verlag vor.
Kein Teil des Werkes darf in irgendeiner Form ohne schriftliche Genehmigung
des Verlags reproduziert werden. Das gilt insbesondere für Vervielfältigungen,
Übersetzungen, Mikroverfilmungen und die Einspeicherung, Nutzung und
Verwertung in elektronischen Systemen.

© 1996 by F. K. Schattauer Verlagsgesellschaft mbH,
Lenzhalde 3, D-70192 Stuttgart, Germany

Printed in Germany

Satz: Mitterweger Werksatz GmbH, Am Ochsenhorn 14, 68723 Plankstadt
Druck und Einband: Allgäuer Zeitungsverlag GmbH, Kotterner Straße 64,
87435 Kempten/Allgäu
Gedruckt auf chlor- und säurefrei gebleichtem Papier

ISBN 3-7945-1696-6

Vorwort

Dieses Buch ist für Hausärzte, die Krankheiten an Hals, Nase und Ohr behandeln, also für Allgemeinmediziner, Kinderärzte und Internisten in der Praxis konzipiert. Wichtige Beiträge stammen von niedergelassenen Fachkollegen. Mehr als 50 Allgemeinmediziner wirkten bei der Auswahl der Themen mit. Es war unser besonderes Anliegen, in allen Kapiteln den Bezug zur täglichen allgemeinärztlichen Praxis in den Vordergrund zu stellen.
Dem Leser soll der vorliegende Grundriß nicht nur Wissen vermitteln, sondern vor allem praktische Arbeitsmaterialien und Anleitungen für die Therapie von HNO-Krankheiten an die Hand geben. Die konservative Therapie wird rezepturgerecht dargestellt, die operative Behandlung in ihren Indikatoren und Prinzipien geschildert. Da für die Beratung des Patienten die Prognose bei adäquater Behandlung bzw. ohne Therapie einen besonderen Stellenwert hat, wird auf prognostische Gesichtspunkte jeweils speziell eingegangen.
Dieses Buch ist als Leitfaden für ein Verständnis der Erkrankungen im HNO-Bereich angelegt. Hier fließt auch die Erkenntnis mit ein, daß noch viele Sachverhalte wissenschaftlich nicht genügend untersucht sind und zahlreiche klinische Beobachtungen nicht erklärt werden können. Diese ungelösten Probleme stellen andererseits eine besondere Herausforderung dar. Zielsetzung dieses Buches ist daher u.a. auch, auf kontrovers Diskutiertes hinzuweisen. Für den jeweiligen Fall haben wir recht subjektiv unsere Vorgehensweise als Lösungsbeispiel angeboten. Erschien es uns reizvoll, so haben wir auch Hypothesen für ein klinisches Verständnis gewagt und der Kritik des Lesers anheimgestellt.
Frau Dr. Knupfer und Herr Dr. Bertram vom Schattauer Verlag waren außerordentlich bemüht, die Wünsche der Auto-

ren hinsichtlich Ausstattung und Gliederung des Buches zu erfüllen. Mein besonderer Dank gilt Prof. Dr. Walter Kley, dem ich als meinem klinischen Lehrer vieles von dem Wissen verdanke, was in diesem Buch weitergegeben wird.
Über Vorschläge der Leser für Verbesserungen würden wir uns freuen.

Tübingen, Februar 1996 **Hans-Peter Zenner**

Autorenverzeichnis

Prof. Dr. med. Ralf Arold
Ärztlicher Direktor der Abteilung Phoniatrie und
Pädaudiologie, Universitäts-Hals-Nasen-Ohren-Klinik,
Silcherstraße 5, 72076 Tübingen

Dr. med. Donald Becker
Chefarzt für Phoniatrie und Pädaudiologie,
Malteser-Krankenhaus, Albertus-Magnus-Straße 33,
47259 Duisburg

Dr. med. Eberhard Biesinger
Hals-Nasen-Ohren-Arzt, Maxplatz 5, 83278 Traunstein

Priv.-Doz. Dr. med. Friedrich Bootz
Direktor der Universitäts-Hals-Nasen-Ohren-Klinik,
Liebigstraße 18a, 04103 Leipzig

Priv.-Doz. Dr. med. Henning Heumann
Chefarzt der Hals-Nasen-Ohren-Abteilung, Olgahospital,
Bismarckstraße 8, 70176 Stuttgart

Dr. med. Hans-Georg Kempf
Oberarzt der Hals-Nasen-Ohren-Klinik der
Medizinischen Hochschule, Konstanty-Gutschow-Str. 8,
30625 Hannover

Priv.-Doz. Dr. med. Peter K. Plinkert
Leitender Oberarzt der Universitäts-Hals-Nasen-Ohren-
Klinik, Silcherstraße 5, 72076 Tübingen

Dr. med. Uta-Maria Roos
Hals-Nasen-Ohren-Ärztin, Hindenburgstraße 17,
71083 Herrenberg

Priv.-Doz. Dr. med. Martin Schrader
Leitender Oberarzt der Universitäts-Hals-Nasen-Ohren-
Klinik, Hufelandstraße 55, 45147 Essen

Dr. med. Benno P. Weber
Oberarzt der Hals-Nasen-Ohren-Klinik der
Medizinischen Hochschule, Konstanty-Gutschow-Str. 8,
30625 Hannover

Dr. med. Fortunato Zanetti
Hals-Nasen-Ohren-Arzt, Bahnhofstraße 39, 96450 Coburg

Prof. Dr. Hans-Peter Zenner
Direktor der Universitäts-Hals-Nasen-Ohren-Klinik,
Silcherstraße 5, 72076 Tübingen

Inhaltsverzeichnis

1 Schmerztherapie ... 1

Kopfschmerzen (E. Biesinger) ... 1
Leitsymptom Kopfschmerz ... 1
   Trigeminusneuralgie ... 1
   Bing-Horton-Kopfschmerzen,
   Cluster-Headache, Erythroprosopalgie ... 3
   Costen-Syndrom, Kiefergelenksmyarthropathie ... 4
   Vertebragene Neuralgien, vertebragene
   Kopfschmerzen, vertebragene Otalgie ... 5
Begleitsymptom Kopfschmerzen ... 6
   Nasennebenhöhlenentzündungen ... 6
   Akute Mittelohrentzündung ... 7
   Cholesteatom ... 8
   Fremdkörper ... 8
Tumorschmerzen (U.-M. Roos) ... 8
   Schmerzursachen ... 8
   Schmerzanamnese ... 9
   Palliative Tumorreduktion zur Schmerztherapie ... 10
   Medikamentöse Schmerztherapie
   nach Stufenplan ... 11
   Koanalgetika ... 19
   Invasive Schmerztherapie ... 22

2 Ohrmuschel, Gehörgang ... 23

Entzündungen (P. K. Plinkert) ... 23
   Otitis externa circumscripta
   (Gehörgangsfurunkel, Gehörgangsabszeß) ... 23

Otitis externa diffusa 24
Otitis externa necroticans
(sogenannte Otitis externa maligna) 26
Erysipel (Wundrose) der Ohrmuschel 27
Perichondritis der Ohrmuschel 28
Otitis externa bullosa haemorrhagica
(Grippe-Otitis) 29
Zoster oticus 30
Mykose der Ohrmuschel und des äußeren
Gehörgangs 31
Ohrekzem 33
Tumoren 34
Benigne Tumoren (M. Schrader und F. Bootz) 34
 Atherome 34
Maligne Tumoren 35
 Basaliom der Ohrmuschel 35
 Plattenepithelkarzinom der Ohrmuschel
 (Spinaliom, spinozelluläres Karzinom
 der Ohrmuschel) 36
 Melanom des äußeren Ohres 37
**Sonstige Veränderungen des äußeren Ohres
(P. K. Plinkert)** 39
 Zerumen, Ohrschmalzpfropf 39
 Ohrfremdkörper 41

3 Trommelfell, Mittelohr, Mastoid 43

Akuter Tubenverschluß 43
Chronischer Tubenverschluß,
chronisch-rezidivierender Tubenverschluß 44
Entzündungen (H.-P. Zenner und H. Heumann) ... 46
 Akute Otitis media 46
 Akute Otitis media im Säuglings- und
 Kleinkindesalter 48
 Mukosus-Otitis 49
 Zoster oticus 50
 Scharlach- und Masern-Otitis media 50

Mastoiditis 51
Okkulte Mastoiditis, okkulte Antritis
des Säuglings 54
Chronische Otitis media mesotympanalis,
chronische Schleimhauteiterung (H.-P. Zenner) . 54
Erworbenes Cholesteatom des Mittelohres,
chronische Otitis media epitympanalis 57

4 Innenohr 62

Cochlea 62
Cochleäre Schwerhörigkeit 62
  Hörsturz (H.-P. Zenner) 62
  Presbyakusis, Schwerhörigkeit im Alter
  (H.-G. Kempf) 64
  Akustische Hörschäden, Lärmschwerhörigkeit
  (H.-P. Zenner) 65
    Knalltrauma 65
    Akutes Lärmtrauma 66
    Chronische Lärmschwerhörigkeit 67
**Gehörlosigkeit im Erwachsenenalter,
beidseitige Taubheit** (R. Arold) 68
Tinnitus, Ohrgeräusche
(H.-G. Kempf und F. Zanetti) 70
Objektiver Tinnitus, objektive Ohrgeräusche 70
Subjektiver Tinnitus 71
  Symptomatischer Tinnitus, toxischer Tinnitus .. 72
  Vertebragener Tinnitus 73
  Tinnitus bei Kiefergelenksmyarthropathie,
  Costen-Syndrom 74
  Akuter idiopathischer Tinnitus 75
  Chronischer idiopathischer Tinnitus 75
    Kompensierter Tinnitus 75
    Dekompensierter Tinnitus 76

Peripherer Schwindel 81
Neuronopathia vestibularis (sogenannte Neuronitis vestibularis, akuter einseitiger Vestibularisausfall) (U.-M. Roos) 81
Kupulolithiasis, benigner paroxysmaler
Lagerungsnystagmus (BPLN) 83
Kombinierte vestibulo-cochleäre Läsionen 84
M. Ménière (Ménière-Syndrom), (U.-M. Roos) ... 84

5 Hörstörungen im Kindesalter (R. Arold) 90

Paukenerguß, Tubenbelüftungsstörung 90
Chronische Otitis media mesotympanalis,
chronische Schleimhauteiterung 90
Cholesteatom des Mittelohres,
chronische Knocheneiterung 90
Schallempfindungsschwerhörigkeiten und nicht
operationsfähige Schalleitungsschwerhörigkeiten 91
 Einseitige Schwerhörigkeit 91
 Beidseitige prälinguale Schwerhörigkeit 91

6 Nervus statoacusticus, zentraler Schwindel 95

N. statoacusticus (H.-P. Zenner) 95
 Akustikusneurinom 95
Zentrales Gleichgewichtsfunktionssystem 96
 Vaskulärer zentraler Schwindel (U.-M. Roos) ... 96
 Bewegungskrankheit, Kinetose (B. Weber) 96
 Unspezifischer, zentraler Schwindel,
 Presbyvertigo 99

7 Gesicht 101

Gesichtsweichteile, Orbita (P. K. Plinkert) 101
  Gesichtserysipel 101
  Endokrine Orbitapathie mit Visusverlust
  (sogenannter »maligner« Exophthalmus) 102
N. facialis (M. Schrader) 104
  Idiopathische periphere Facialisparese
  (Bellsche Parese) 104
  Borreliose (Lyme disease, Bannwarth-Syndrom)
  (B.P. Weber) 106
Nase 108
Entzündungen, Rhinopathien (P. K. Plinkert) 108
  Nasenekzem, Naseneingangsekzem 108
  Rhinitis sicca anterior 108
  Follikulitis des Naseneingangs, Nasenfurunkel .. 109
  Rhinitis acuta 111
  Bakterielle Rhinitis chronica 112
  Rhinitis atrophicans, Ozäna 114
  Rosazea, Rhinophym 116
  Nasale Hyperreaktivität
  (Hyperreaktivitätssyndrom) (P. K. Plinkert) 118
  Vasomotorische Rhinopathie
  (Vasomotorische Rhinitis) 119
  Allergische Rhinitis 120
  Pseudoallergische Rhinitis,
  Analgetika-Pseudoallergie (sogenannte Anal-
  getikaintoleranz), Asthma-Trias 130
Nasenbluten (Epistaxis) (P. K. Plinkert) 132
  Unstillbares Nasenbluten 140
Formveränderung der Nase, Septumpathologie
(E. Biesinger) 143
  Septumdeviation 143
  Septumperforation 144
Nasennebenhöhlen 146
Entzündungen (P. K. Plinkert) 146
  Akute Sinusitis 146
  Badesinusitis 150

Chronische Sinusitis 151
Nasennebenhöhlenentzündung des Kindes
(Kinder-Sinusitis) 154
Okkulte Ethmoiditis, chronische Ethmoiditis 156
Sinubronchiales Syndrom 160
Schlaf-Apnoe-Syndrom, Schnarchen,
Ronchopathie (E. Biesinger) 160
Verletzungen 162
Nasenbeinfraktur 162
Maligne Tumoren des Gesichtes (F. Bootz) 165
Basaliom 165
Mund (H.-P. Zenner) 166
Herpes labialis 166
Herpes simplex, Stomatitis herpetiformis 167
Herpes zoster 167
Mundmykose, Candidiasis, Mundsoor 168
Mundbodenabszeß 169
Mundbodenphlegmone, Angina Ludovici 171
Schwarze Haarzunge 172
Grauweiß belegte Zunge 172
Stomatitis angularis
(Perlèche, Mundwinkelrhagade) 173
Stomatitis ulcerosa 173
Aphthen, Aphthosis 174
Erythema exsudativum multiforme,
Stevens-Johnson-Syndrom 175
Allergische und pseudoallergische Glossitis 176
Unspezifische Glossitis 176
Lingua geographica 176
Leukoplakie, Hyperkeratose 177
Speicheldrüsen (H.-G. Kempf) 178
Akute bakterielle Sialadenitis der
Gl. submandibularis oder sublingualis,
akute eitrige Parotitis 178
Akute virale Sialadenitis (Mumps) 179
Allergische und pseudoallergische Sialadenitis,
Quincke-Ödem 179

8 Sprech- und Sprachstörungen (D. Becker) . 181

Sprechstörungen (Störungen der Artikulation) .. 181
Rhinophonie, Rhinolalie, Näseln 181
Rhinophonia aperta, Rhinolalia aperta,
offenes Näseln, Hyperrhinophonie 181
Stottern (Balbuties, Dysphemie, Laloneurose) ... 182
Sprachstörungen 184
Sprachentwicklungsverzögerung (SEV),
Sprachentwicklungsstörung (SES) 184
Aphasie, Dysaphasie
(zentral verursachte Sprachstörungen) 185

9 Pharynx 187

Hyperplasien (H.-P. Zenner) 187
Adenoide, Rachenmandelhyperplasie 187
Tonsillenhyperplasie, Gaumenmandelhyperplasie 190
Akute Entzündungen 193
Akute Tonsillitis (Angina lacunaris,
Angina tonsillaris) 193
Epipharyngitis (Angina retronasalis) 195
Angina lingualis 195
Seitenstrangangina, Pharyngitis lateralis 195
Scharlachangina 195
Diphtherie 196
Angina Plaut-Vincenti
(Angina ulceromembranacea) 198
Angina agranulocytotica 198
Herpangina 199
Infektiöse Mononukleose
(Pfeiffersches Drüsenfieber) 200
Retropharyngealabszeß des Kleinkindes 201
Retropharyngealabszeß beim Erwachsenen 201
Akute Pharyngitis, akuter Rachenkatarrh 202
Tonsillogene Komplikationen 203
Peritonsillarabszeß, Peritonsillitis 203

Retrotonsillarabszeß 206
Tonsillogene Sepsis
(Angina septica, postanginöse Sepsis) 206
Rheumatische Komplikationen 207
Chronische Entzündungen 207
Chronische Tonsillitis, subakute Tonsillitis 207
Chronisch-rezidivierende Tonsillitis
(chronisch-rezidivierende Angina) 209
Chronische Pharyngitis 209
Dysphagien, Globus, Neuralgien 211
Zenker-Divertikel, Hypopharynxdivertikel 211
Globus, Globusgefühl (D. Becker) 212

10 Larynx 219

Entzündungen, Laryngopathien (H.-P. Zenner) 219
Akute Laryngitis 219
Krupp (croup) 220
Pseudokrupp (Laryngitis subglottica) 220
Akute Epiglottitis 221
Chronische Laryngitis, chronisch unspezifische
Laryngitis 222
Funktionsstörungen des Larynx (D. Becker) 223
Stimmlippenlähmungen 223
Rekurrensparese
(Lähmung des N. laryngeus inferior) 223
Einseitige Rekurrenslähmung 224
Doppelseitige Rekurrenslähmung 224
Stimmüberlastungen 225
Akute Stimmüberlastung, akute hyperfunktionelle
Aphonie, akute hyperfunktionelle Dysphonie ... 225
Chronisch hyperfunktionelle Dysphonie,
chronisch hyperfunktionelle Aphonie, Schrei-
knötchen, Sängerknötchen 226

11 Trachea ... 227

Entzündungen (H.-P. Zenner) ... 227
  Tracheitis ... 227
Stenosen ... 227
  Akute Trachealstenose ... 227
  Chronische Trachealstenose ... 229
Tracheostoma (M. Schrader) ... 231
Tracheostomapflege, Nachsorge ... 231
Tracheostomanotfälle ... 233
  Atemnot bei Tracheostoma ... 233
    Schleimbildung ... 233
    Borkenbildung, Tracheitis sicca ... 234
    Kanülendefekt ... 235
    Tracheostomastenose ... 235
  Tracheostomablutungen ... 236
    Blutung neben Kanüle oder Tubus ... 236
    Blutung durch Kanüle oder Trachea ... 236

12 Ösophagus ... 237

Entzündungen, Funktionsstörungen (M. Schrader) . 237
  Refluxösophagitis ... 237
  Ösophagusmykose, Soor ... 238
  Zenkersches Divertikel ... 238

13 Äußerer Hals ... 239

Entzündungen der Halsweichteile ... 239
  Halsfurunkel, Karbunkel ... 239
  Halsabszesse, Halsphlegmone ... 240
  Akute unspezifische Lymphadenitis
  (unspezifische Lymphknotenentzündung,
  Lymphadenitis colli) ... 242
  Toxoplasmose (H.-G. Kempf) ... 243

Mißbildungen, muskuloskelettale Defekte (F. Bootz) 245
   Laterale Halsfisteln 245
   Laterale Halszysten 246
   Mediane Halszysten und Halsfisteln 247
   Konnataler Schiefhals
   (Tortikollis, Caput obstipum) 248
   Halslymphknotenmetastasen bei bekanntem
   Primärtumor 250

14 Sachverzeichnis 253

1 Schmerztherapie

Kopfschmerzen
E. Biesinger

Leitsymptom Kopfschmerz

Trigeminusneuralgie

Charakterisiert durch blitzartig einschießende, unerträgliche Gesichtsschmerzen. Dauer für Sekunden bis Minuten, mitunter durch bestimmte Reize (Kauen, Sprechen, Luftzug oder Berührung) auslösbar.

Therapie

> **Physikalisch.** Lokale Wärme oder Eisanwendung.
> **Medikamentös.** Carbamazepin 200 mg (Tegretal®, Timonil®, Sirtal®), beginnend mit 1–2 × 1 Tbl./die, dann langsame Steigerung bis zur wirksamsten Dosis – bis max. 6 × 1 Tbl./die. Häufig treten dosisabhängige Nebenwirkungen in Form von Müdigkeit, Gleichgewichtsstörungen, Übelkeit und Kopfschmerzen auf, vor allem zu Behandlungsbeginn.
> Alternativ Phenytoin (Zentropil®, Phenhydan®), beginnend mit 3–5 × 100 mg/die p. o. Dabei ist zu beachten, daß die volle Wirkung erst nach bis zu 2 Wochen erreicht wird. Die Nebenwirkungen entsprechen in etwa denen des Carbamazepins.
> **Operativ.** Perkutane retroganglionäre Thermokoagulation. Bei dieser Therapie wird in Kurznarkose mit Hilfe einer Punktionskanüle das Foramen ovale punktiert. Über diesen Zugang werden die retrogan-

glionären Fasern des Nerven mit Hilfe von Thermoläsion geschädigt.
Vorteil: Wenig belastender Eingriff.
Nachteil: Befriedigender Erfolg meist erst nach Wiederholungen.
Wird der N. trigeminus hirnstammnah von Gefäßen komprimiert, so wird der Nerv über einen subokzipitalen Zugang aufgesucht und von Gefäßschlingen befreit (Mikrovaskuläre Dekompression, Operation nach Janetta).

Prognose
Rezidivrate von 12–21 % innerhalb von 6–7 Jahren.
Häufig Sensibilitätsstörungen.
In ca. 80 % Beschwerdefreiheit, Letalität zwischen 0,2 % und 1,5 %, Nebenwirkungen: 10 %.

Isolierte Trigeminusneuralgie des N. infra- oder supraorbitalis
Die Beschwerden werden dabei isoliert im Versorgungsbereich des jeweiligen Astes empfunden und sind insgesamt nicht so ausgeprägt wie bei der Trigeminusneuralgie aller 3 Äste.

Therapie
Neuraltherapie. Lokale Infiltration mit Lokalanästhetika (z. B. Xylocain® 1 %, ca. 1–2 ml an die betroffenen Nervenaustrittspunkte). Diese Behandlung erfolgt etwa 2–4 × im Abstand von 2–8 Tagen (Abb. 1.1).

Prognose
In vielen Fällen wird durch die Neuraltherapie eine günstige Beeinflussung des Krankheitsbildes erreicht. Tritt kein Erfolg ein: Medikamentöse Therapie mit Phenytoin oder Carbamazepin (s. o.).

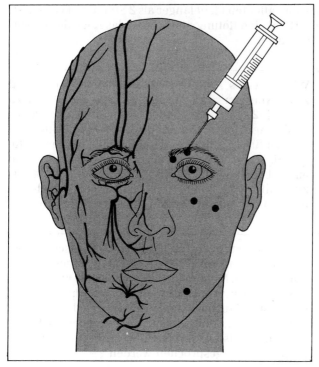

Abb. 1.1 Austrittspunkte der Trigeminusäste und Injektionspunkte bei der Neuraltherapie. Extrem seltene Komplikation der Neuraltherapie ist eine Erblindung.

Bing-Horton-Kopfschmerzen, Cluster-Headache, Erythroprosopalgie

Die charakteristische Symptomatik besteht in immer halbseitigen, meist periorbital oder temporal lokalisierten Kopfschmerzen. Die Symptomatik setzt anfallsartig ein, erreicht nach 15–30 Minuten das Schmerzmaximum und dauert bei den meisten Patienten nicht länger als 2 Stunden. Typisch ist, daß periorbital eine Rötung auftritt und das Auge der betroffenen Seite tränt.

Therapie

Während des Anfalls wirkt Ergotamin (parenteral z. B. Gynergen® i. m., oral z. B. ergo sanol® bis zu 3 × 1–2 Drg. tgl.) oder Ergotamin Medihaler Dosier-Aerosol). Inhalation von 100 % Sauerstoff (6 l/min für 15 Minuten) wirkt in mehr als der Hälfte der Fälle. In manchen Fällen wirkt die Applikation eines Lokalanästhetikums (z. B. Xylocain® 1 % bis zu 3 ml) in die homolaterale Fossa sphenopalatina bzw. an den homolateralen N. occipitalis major.

Prognose

Meistens treten die beschriebenen Kopfschmerzen über Perioden von bis zu 2 Monaten Dauer hinweg auf, oft folgen Monate bis Jahre dauernde anfallsfreie Intervalle. Die prophylaktische Behandlung erstreckt sich deshalb auf die Zeit der Anfallsperioden. Sie wird mit Prednison, Methysergid, Lithium oder auch Kalziumantagonisten durchgeführt und muß mit dem Neurologen abgesprochen werden.

Costen-Syndrom, Kiefergelenksmyarthropathie

Bei chronischer oder akuter Fehlbelastung des Kiefergelenks kommt es durch eine Verspannung der Kaumuskulatur zu zum Teil sehr heftigen, meist parietal und im Ohr lokalisierten Kopfschmerzen. Auch Tinnitus (s. S. 70) kann auftreten. Ursächlich liegt häufig eine Fehlfunktion der Kiefergelenke (z. B. falscher Aufbiß, nächtliches Zähneknirschen) zugrunde.

Therapie

Zur Behandlung der akuten Schmerzsymptomatik antiphlogistisch Indometacin (z. B. Indomet-ratiopharm® 3 × 50 mg/die) oder peripher wirksame Analgetika wie z. B. Acetylsalicylsäure (z. B. Aspirin® 2–3 × 1000 mg/die); lokale Anwendung von Wärme wie z. B. Enelbin®-Umschläge warm, Rotlicht; Selbstmassage in der Gegend des Kiefergelenkes. Weiche Kost.

Zur dauerhaften Beseitigung der chronischen Dysfunktion ist eine zahnärztlich-gnathologische Behandlung, z. B. mittels Aufbißschiene und/oder Okklusionskorrektur, notwendig. Auch bei nächtlichem Zähneknirschen Verordnung einer Nachtschiene durch den Zahnarzt.

Vertebragene Neuralgien, vertebragene Kopfschmerzen, vertebragene Otalgie

Infolge einer segmentalen Funktionsstörung an der Wirbelsäule kann es auf reflektorischem Wege zu neuralgiformen Beschwerden, ausgehend von den Wurzeln C_2 und C_3, kommen. Die so ausgelösten Beschwerden sind am Hinterkopf und im ventralen und dorsalen Bereich des Halses lokalisiert, entsprechend dem Ausbreitungsgebiet dieser Nerven. Gesichtsschmerzen werden über den Tractus spinalis des N. trigeminus übertragen. Diese Verbindungen führen dazu, daß Gesichts- und Kopfschmerzen auftreten können, deren Lokalisation nicht mit dem Ort der Entstehung identisch ist.

Hierzu gehören insbesondere periaurikuläre Neuralgien und Neuralgien im Hinterkopfbereich. Stirnkopfschmerzen können durch eine Hypermobilität im Bereich der oberen drei Wirbelsäulensegmente ausgelöst sein. Sie treten dann speziell bei statischer Belastung der Halswirbelsäule, ins-

besondere bei Bürotätigkeiten und nach längerem Lesen, auf (Anteflexionskopfschmerz).
Weiter weist es auf einen vertebragenen Zusammenhang hin, wenn Kopfschmerzen bei Retroflexion des Kopfes (z. B. Arbeiten über Kopf, Bauchschläfer) und bei gleichmäßiger Haltung über längere Zeit (Schlaf, Arbeit) auftreten.

Therapie
Verordnung von krankengymnastischer Übungsbehandlung, evtl. manuelle Therapie durch einen speziell ausgebildeten Arzt, evtl. Infiltration von Lokalanästhetika (z. B. Xylocain® 1% 1–2 ml) im Bereich schmerzhafter Muskelansätze und Ligamente.

Prognose
Unbehandelt können vertebragene Kopfschmerzen zu jahrelang persistierenden chronischen Beschwerdebildern mit reaktiven psychischen Veränderungen führen. Eine gezielte Behandlung führt zu einer günstigen Beeinflussung der Beschwerden.

Begleitsymptom Kopfschmerzen

Nasennebenhöhlenentzündungen

Typische Beschwerden bei **Nasennebenhöhlenentzündungen** sind Kopfschmerzen.

Stirnhöhlenentzündung
Schmerzen über der Stirn, als Druck empfunden, eventuell druckschmerzhafte Austrittsstellen der ersten Trigeminusäste supraorbital. Meist Verstärkung der Schmerzen beim Vornüberbeugen. Oft treten die Schmerzen im Tagesverlauf auf, dabei häufig regelmäßig zur gleichen Stunde.

Kieferhöhlenentzündungen
Eventuell lageabhängiger Gesichtsschmerz in der Wangenregion, oft beim Bücken und Nach-vorne-Beugen zunehmend, eventuell Zahnschmerzen im Bereich der Oberkiefer.

Siebbeinentzündung
Ähnliche Lokalisation der Schmerzen wie bei Stirnhöhlenentzündung, jedoch geringere Intensität. Keine zeitliche Beziehung zum Tagesverlauf.

Keilbeinhöhlenentzündung
Bei isoliertem Auftreten (selten) Schmerzen in Scheitelmitte. Häufiger diffuse Kopfschmerzen.

Chronisch rezidivierende Sinusitiden
Insbesondere vom Siebbeinbereich ausgehend. Hierbei kommt es zu rezidivierenden, frontal betonten Kopfschmerzen, häufig mit einer rezidivierenden Sinusitis maxillaris bzw. frontalis verbunden.

Akute Mittelohrentzündung

Kopfschmerzen eine Woche nach einer akuten Mittelohrentzündung sind Alarmsignale für Mastoiditis, Meningitis, Sinusthrombophlebitis. Eine Labyrinthitis ist meist mit Schwindel verbunden.

Therapie
s. S. 48–50

Cholesteatom

Kopfschmerzen beim Vorliegen eines Cholesteatoms sind Alarmsignal für eine Annäherung des Prozesses an das Endokranium.

Therapie
s. S. 58

Fremdkörper

Fremdkörper im Gehörgang (z. B. Zeruminalpfropf) und in der Nasenhaupthöhle führen zu dumpf-bohrenden Kopfschmerzen parietal in der Tiefe des Ohres bzw. im Stirnbereich.

Therapie
Fremdkörper in der Nasenhaupthöhle werden unter endoskopischer, im Gehörgang unter mikroskopischer Kontrolle entfernt (s. S. 41).

Tumorschmerzen
U.-M. Roos
Schmerzursachen

Die in Tab. 1.1 aufgeführten Mechanismen kommen als auslösende Faktoren von Tumorschmerzen bei Malignomen im Kopf-Hals-Bereich in Betracht: Wenn man berücksichtigt, daß bis zu 90 % der Patienten mit fortgeschrittenen Tumorerkrankungen im Kopf-Hals-Bereich an stärksten Schmerzzuständen leiden, kommt vor allem dem niedergelassenen Arzt

Tab. 1.1 Ursachen für Tumorschmerzen

Direkt durch den Tumor bedingte Schmerzen
- Kompression und Infiltration von Nerven, Blut- und Lymphgefäßen
- Knochen- und Weichteilinfiltration
- Lymphödem mit konsekutiver Durchblutungsstörung
- Tumornekrosen an Schleimhäuten mit Ulzerationen und Perforationen
- Ausbildung eines Hirnödems

Sekundäre, durch die Therapie verursachte Schmerzen
- Operation (Nervenläsion, Vernarbung, Ödem, Muskelverspannungen)
- Radiatio (Fibrose, Neuropathie, Osteomyelitis, Stomatitis)
- Chemotherapie (Entzündungen, Paravasat, Mukositis)

Tumorunabhängige Schmerzen

Psychosomatische Schmerzzustände
- Angst, Isolation, Deprivation

in Zusammenarbeit mit den Klinikkollegen die wichtige Aufgabe zu, einen Schmerzmittelplan zu erstellen. Er ist individuell den Bedürfnissen des einzelnen Patienten anzupassen und soll von diesem einfach und möglichst selbständig angewandt werden können, um eine weitgehende Unabhängigkeit von fremder Hilfe auch in terminalen Krankheitsstadien zu erreichen.

Schmerzanamnese

Am Beginn jeder Behandlung steht eine ausführliche Befragung des Patienten, damit ein passender individueller Therapieplan erstellt werden kann (Tab. 1.2).

Tab. 1.2 Schmerzanamnese

- Lokalisation
- Qualität
- Intensität
- Dauer, Schmerzspitzen
- Auslösende, verstärkende Faktoren
- Begleitsymptome

Palliative Tumorreduktion zur Schmerztherapie

Therapie

Während eine isolierte operative Tumorverkleinerung zur Verminderung der Schmerzzustände selten ausreicht, ist beim nicht vorbestrahlten Patienten und bei Vorliegen eines strahlensensiblen Malignoms eine palliative Radiatio zweckmäßig. Sind Operation und Bestrahlung nicht mehr möglich, kann in Einzelfällen (z. B. Schädelbasisbefall) durch eine Chemotherapie eine vorübergehende Tumorreduktion mit konsekutiver Schmerzfreiheit erreicht werden.

Prognose

Der Vorteil der tumorverkleinernden Verfahren liegt in einer mittelfristigen Schmerzfreiheit ohne oder mit nur niedrigdosierter Medikation. Mit dem Wiederauftreten der Schmerzzustände bei Progression der Erkrankung ist nach Wochen bis Monaten zu rechnen.

Medikamentöse Schmerztherapie nach Stufenplan

Wenn alle Möglichkeiten einer kausaltherapeutischen Beeinflussung der Schmerzzustände (Operation, Radiatio, Chemotherapie) ausgeschöpft wurden, sollte man eine rein palliative analgetische Behandlung einleiten.

> ▶ **Meth. 1.1: Grundregeln zur Planung und Durchführung einer analgetischen Therapie bei Tumorschmerzen**
>
> 1. **Die orale Medikation ist zu bevorzugen**
>   Vorteil:
>   Hierdurch werden toxische Konzentrationsspitzen, die hauptsächlich zu den unerwünschten Nebenwirkungen führen, vermieden. Daneben garantiert die geringfügige Schwankung des Plasmaspiegels ein längeres Verbleiben im therapeutischen Bereich und damit protrahierte Schmerzfreiheit.
>
> 2. **Die Applikation erfolgt nach einem festen Stundenplan**
>   Vorteil:
>   Hierdurch wird eine Schmerzprophylaxe erreicht, d. h., eine regelmäßige Medikamenteneinnahme schützt vor dem Wiedereintritt der Schmerzen und somit einer erneuten psychischen und physischen Belastung des Patienten – das Schmerzgedächtnis wird gelöscht. Da nicht mehr auf extreme Schmerzspitzen eingegangen werden muß, kann die Analgetikadosis über längere Zeit konstant gehalten werden.
>
> 3. **Die Medikamentenauswahl richtet sich nach dem WHO-Stufenplan** (Tab. 1.3 a)
>   Vorteil:
>   Es können sinnvolle Medikamentenkombinationen individuell angepaßt werden. Dabei bewährt sich die Ver-

> wendung von Monosubstanzen und eines beschränkten Präparatspektrums, das dem Therapeuten in Dosierung und Medikamenteninteraktion vertraut ist. **Die Angst vor einer Suchtentwicklung bei Schmerzpatienten beim rechtzeitigen Einsatz von Opiaten und die Scheu vor dem Umgang mit BTM-Rezepten sind unbegründet.**

Diese richtet sich am zweckmäßigsten nach dem Stufenplan der WHO (Tab. 1.3 a) und muß nach einem fixen Zeitplan appliziert werden. **Eine Bedarfsmedikation ist zur Vermeidung von Schmerzspitzen als obsolet anzusehen!** Auf jeder Stufe kann es hilfreich sein, die Analgetika mit einem Koanalgetikum zu kombinieren. Nur peripher wirksame Analgetika (Tab. 1.3 b) werden als Monosubstanz gegeben, zu den zentral wirksamen Präparaten (Tab. 1.4) wird immer ein peripheres Analgetikum dazugegeben.

Stufe I: Peripher wirksames, nichtsteroidales Analgetikum (NSA) (Tab. 1.3 b), evtl. zusätzlich Koanalgetika (Tab. 1.7–1.11, Rp. 1.1)
Erläuterungen: Als Vertreter dieser Gruppe, der die wenigsten Nebenwirkungen verursacht, gilt das Paracetamol. Lediglich in Dosierungen über 8 g/die wurden Lebernekrosen beschrieben. Es wirkt vergleichsweise mäßig analgetisch und antipyretisch, nicht jedoch antiphlogistisch. Die schmerzstillende Potenz des Metamizols ist deutlich höher, allerdings geriet dieses Präparat in den letzten Jahren wegen seiner – vor allem bei i.v. Applikation aufgetretenen – schweren Schockzustände sowie irreversiblen Agranulozytosen und Anämien in Verruf. Wenn man jedoch berücksichtigt, daß mit diesen schweren Komplikationen nur in einem Verhältnis von 1:1,5 Mio. Anwendungen gerechnet werden muß, wird man auf absehbare Zeit auf dieses ausgezeichnete Analgetikum nicht verzichten können.
Die neuere Generation der NSA (Flubiprogen, Naproxen, Diclofenac-Na) zeigt ebenfalls analgetische, antiphlogistische

Tab. 1.3a Schmerzmittel-Stufenplan der WHO

		Stufe III Opiat +
	Stufe II Schwaches Opioid oder zentralwirksames Analgetikum +	
Stufe I Peripher wirksames Analgetikum +	Peripher wirksames Analgetikum +	Peripher wirksames Analgetikum +
Koanalgetikum	Koanalgetikum	Koanalgetikum

Tab. 1.3b Peripher wirksame nichtsteroidale Analgetika

	ED	DI	TMD
Paracetamol (Benuron®)	0,5–1,0 g	4–5 h	4–5 g
Metamizol (Novalgin®)	0,5–1,0 g	4–6 h	4–6 g
Flurbiprofen (Froben®)	50–100 mg	4–8 h	300 mg
Naproxen (Proxen®)	0,5–1,0 g	12–24 h	1,0 g
Diclofenac-Na (Voltaren®)	50–100 mg	12–24 h	100 mg

ED = Einzeldosis, DI = Dosierungsintervall, TMD = Tagesmaximaldosis

Tab. 1.4 Schwach wirksame Opioide, zentral wirksame Analgetika

	ED	DI	TMD
Tilidin (Valoron N®)*	50–100 mg	4–6 h	400 mg
Codein (Codeinum phosphoricum forte Kompretten®)	50–100 mg	3–6 h	300 mg
Dihydrocodein (DHC 60 Mundipharma®)	60 mg	12 h	120 mg (anfänglich)
Tramadol (Tramal®)	50–100 mg	4–6 h	400 mg

* partieller Morphinantagonist

und antipyretische Eigenschaften, ohne wie ihre Vorläufer Indometazin (z. B. Amuno®) und Piroxicam (z. B. Felden®) schwere Irritationen im Magen-Darm-Trakt oder ZNS-Reaktionen (Verwirrtheitszustände, Krämpfe, Synkopen) zu provozieren. Allerdings erreichen diese neueren NSA auch nicht ganz den analgetischen Effekt der älteren. Bevorzugt werden die NSA bei Knochen- und Weichteilinfiltrationen eingesetzt. Ossär wird sogar eine antitumoröse Wirkung postuliert. Bei dieser Medikamentengruppe besteht ein sog. Ceiling effect, d. h., eine Steigerung über die angegebenen Maximalwerte ergibt keine zusätzliche Analgesie.

Die von der WHO favorisierte Acetylsalicylsäure (ASS) wird von uns nicht verwendet, da ihre enterale Resorption unsicher und ihre therapeutische Breite sehr gering ist. Bereits in der analgetisch wirksamen Dosierung von 3–5 mg kann sie schwere gastrointestinale Nebenwirkungen verursachen.

Stufe II: Peripher wirksames, nichtsteroidales Analgetikum (Tab. 1.3 b), kombiniert mit einem schwachwirksamen Opioid bzw. einem zentralen Analgetikum

(Tab. 1.4), evtl. zusätzliches Koanalgetikum (Tab. 1.7–1.10, Rp. 1.1).
Indikation. Bei unzureichender Schmerzreduktion oder bei Erreichen der Maximaldosis in der Stufe I.
Erläuterungen. Tilidin in seiner flüssigen Zubereitungsform läßt sich gut mit Metamizol (s. Tab. 1.3 b) zu einem analgetischen Cocktail für Patienten mit Schluckstörungen mischen.
Codein besitzt selbst nur eine geringe schmerzstillende Wirkung, kann aber in Kombination mit anderen, vorwiegend peripher wirksamen Analgetika (s. Tab. 1.3 b) deren Wirkung verstärken.
Bei den meisten im Handel befindlichen fixen Arzneimittelkombinationen, auf deren Aufzählung hier verzichtet wurde, ist der Codeinanteil unterdosiert und somit unzweckmäßig. Bewährt hat sich folgende selbstrezeptierte flüssige Zubereitung (Rp. 1.1).

Rp. 1.1: Paracetamol-Codein-Saft	
Paracetamol	9,3
1,2-Propandiol	117,0
Codeinphosphat	0,8
Saccharin-Natrium	0,2
Aprikosenaroma	3,0
Aqua dest. ad	200,0

Stufe III: Peripher wirksames, nichtsteroidales Analgetikum (Tab. 1.3 b), kombiniert mit einem Opiat (Tab. 1.6), evtl. zusätzlich Koanalgetika (Tab. 1.7–1.10, Rp. 1.1)
Indikation. Bei unzureichender Analgesie oder Erreichen der Maximaldosis in der Stufe II.
Die Retardform des Morphins (MST®) erlaubt ein Dosierungsintervall von acht bis zwölf Stunden. Allerdings ist die verzögerte Resorption an die intakte Medikamentenkapsel gebunden, so daß das Präparat nicht zermörsert werden

darf, um es beispielsweise über eine Magensonde zu applizieren.
Hierfür eignet sich besser die flüssige Zubereitungsform von Morphium (z. B. folgende Rezeptur in Rp. 1.2).

Rp. 1.2: Morphin-Lösung 2 %

Morphin. hydrochl. 1,0!
(Eins, null)
Carboxmethylcellulose-Na 0,5
S. alle 4 Stunden
10 Tropfen einnehmen
(1 Tropfen ≙ 1 mg Morphin)

Merke: Die Wirksamkeit einer Therapie mit Opiaten kann erst nach einer Latenzzeit von 2–3 Tagen beurteilt werden. **Bei inkurablen Schmerzen oder Patienten im präfinalen Stadium** kann eine Dauerinfusion mit Opiaten und Psychopharmaka eingesetzt werden (Meth. 1.2).

▶ Meth. 1.2: Analgetische Dauerinfusion mit Morphium

- 3 Amp. Buprenorphin (Temgesic®) in 500 ml NaCl 0,9 % (über 24 Stunden)
  zusätzlich
- 100 mg Dikaliumclorazepat (Tranxilium®) in 500 ml NaCl 0,9 %
  (Tropfgeschwindigkeit so steuern, daß der Patient soeben schläft)

Diese Medikation, die nur unter stationären Bedingungen durchgeführt werden kann, muß in ihrer Konsequenz einer flachen Narkose mit Patient und Angehörigen besprochen werden, da viele Kranke eine präfinale Bewußtseinsausschaltung ablehnen.

Nebenwirkungen
Am Beginn einer Morphintherapie ist zu berücksichtigen, daß es zu folgenden unerwünschten Nebenwirkungen kommen kann, die prophylaktisch wie angegeben behandelt werden können:

- Spastische Obstipation

Therapie
Lactulose = Bifiteral-Sirup® 3 × 10 ml/die, ballaststoffreiche Ernährung, viel trinken.

- Verzögerte Magenentleerung (durch Pylorospasmus)

Therapie
Metoclopramid = Gastrosil-Tropfen®
3–6 × 10 Tr./die

- Übelkeit, Erbrechen

Therapie
Haloperidol = Haldol® 3–5 × 10 Tr./die, Alizaprid = Vergentan® 3–6 × 1 Tbl./die)

- Morphinintoxikation: Die Symptome einer Morphinüberdosierung werden in Tab. 1.5 dargestellt.

Therapie
Als Antidot wird 1 Ampulle Naloxon (Narcanti®) langsam i.v. injiziert. Wegen der Gefahr eines Kammerflimmerns wird dabei EKG-Monitoring empfohlen.

Außerdem sollte berücksichtigt werden, daß einige Morphinderivate (Buprenorphin, Pentazocin) auch partielle Antagonisten sind, was bei Präparatwechsel zu einer Herabsetzung der analgetischen Wirkung führen kann.

Tab. 1.5 Symptome einer Morphinintoxikation

- Erbrechen
- Miosis, Sehstörungen
- Erregungszustände, Krämpfe
- Sedation bis Koma
- schlaffer Muskeltonus
- Hypotonie, Bradykardie
- Areflexie
- Atemdepression, Atemstillstand (Atemnot ohne Zyanose)

Tab. 1.6 Opiate

	ED	DI	TMD	
Morphin-Lösung 2 % (s. Rp. 1.2)	10–15 Tr. ($\triangleq$ 10–15 mg)	4–5 h	75 Tr. ($\triangleq$ 75 mg) (anfänglich)	oral
Morphinsulfat (MST Mundipharma®)	10, 30, 60, 100 mg	8–12 h	60 mg (anfänglich)	oral
Buprenorphin (Temgesic®)*	0,2–0,4 mg	6–8 h	1,2 mg**	oral (i. v.)
Pentazozin (Fortral®)*	25–50 mg	3–4 h	360 mg (parenteral)	oral Supp. (i. m./i. v./s. c.)
Pethidin (Dolantin®)	50–200 mg	3–4 h	500 mg	oral Supp. (i. m./i. v./s. c.)
Piritramid (Dipidolor®)	15–30 mg	6 h	180 mg	(i. m./i. v.)

* partieller Morphinantagonist
** ceiling effect = keine weitere Analgesie bei Dosissteigerung über die angegebene TMD

Koanalgetika

Hierunter versteht man Substanzen, die isoliert nur eine bestenfalls minimale schmerzstillende Wirkung besitzen, jedoch in Kombination mit Analgetika deren Wirkung verstärken. Dabei haben sich für verschiedene Schmerzursachen bestimmte Stoffgruppen bewährt:
Bei Knochenschmerzen (z. B. Schädelbasisinfiltration, Wirbelkörpermetastasen): Tab. 1.7.
Hier kommt eine heterologe Gruppe von Präparaten zum Einsatz, die teils durch Hemmung der Prostaglandinsynthese die entzündliche Begleitreaktion reduzieren (Acetylsalicylsäure), teils direkt die Osteoklastentätigkeit auf lysosomaler Ebene beeinflussen (Clodronat).

Tab. 1.7 Koanalgetika bei Knochenschmerzen

	ED	DI	TMD
ASS (Aspirin®)	100–300 mg	4–6 h	4000 mg
Diclofenac (Voltaren®)	initial 3 × 50 mg später 2 × 50 mg	12 h	150 mg
Piroxicam (Felden®)	initial 40 mg später 20 mg	24 h	20–40 mg
Dexamethason (Fortecortin®)	6 mg	6 h	24 mg
Calcitonin (Calcitonin®)	• initial 3 × 100 mg/die i.m. • alle 2 Tage Reduktion um 100 mg • Erhaltungsdosis 100 mg/die i.m. • Alles-oder-nichts-Prinzip: Wenn nach 6 Tagen keine Besserung, dann absetzen		
Clodronat (Ostac®)	• initial 300 mg in 500 ml NaCl 0,9 % über 2 Stunden für 5–10 Tage • Anschlußtherapie mit 1600–3200 mg p.o. über 6 Monate und länger		

Tab. 1.8 Diuretika bei Lymphödem

Furosemid (Lasix®)	20–60 mg	24 h	Einzeldosis
Hydrochlorothiazid (Esidrix®)	25 mg	24 h	Einzeldosis

Tab. 1.9 Koanalgetika bei Muskelkrämpfen, Verspannungen

	ED	DI	TMD
Diazepam (Valium®)	5 mg	12 h	10 mg
Baclofen (Lioresal®)	10 mg	8 h	30 mg

Daneben sollte die Möglichkeit einer Schmerz- und Stabilitätsbestrahlung überprüft werden.
Bei Lymphödem (z. B. nach Neck dissection und Radiatio) s. Tab. 1.8.
Bei der in Tabelle 1.8 angegebenen diuretischen Therapie, die allerdings nur sehr kurzfristig zu Erfolgen führt, muß eine regelmäßige Elektrolytkontrolle erfolgen.
Lymphdrainagen und physikalische Maßnahmen (Krankengymnastik, Tragen eines Dreieckstuches) können ebenfalls zur Schmerzlinderung beitragen. Sie sollten auch bei gesichertem Rezidiv verordnet werden.
Bei Muskelkrämpfen, Verspannungen, Myogelosen (z. B. nach Neck dissection) s. Tab. 1.9.
Neben der Gabe von Muskelrelaxanzien müssen zusätzlich krankengymnastische Übungen durchgeführt werden.
Bei Nervenschmerzen (z. B. durch Tumorinfiltration oder -kompression). Neben der Gabe von Kortikosteroiden als Versuch, das entzündliche Begleitödem zu vermindern, werden Antiepileptika (Carbamazepin) und Psychopharmaka eingesetzt (Tab. 1.10).
Bei letzteren wird zusätzlich deren unterschiedliche stimmungsbeeinflussende Wirkung gezielt ausgenützt.

Tab. 1.10 Koanalgetika bei Nervenschmerzen

	ED	DI	TMD
Kortikosteroide (Fortecortin®)	2–4 mg	12–24 h	8 mg
	Radikulärer Kompressionsschmerz		
Carbamazepin (Tegretal ret.®)	200 mg	8 h	600 mg
	Intermittierender lanzierender Schmerz		
Levomepromazin (Neurocil®)	5–25 mg	8 h	75 mg
	Tiefer dysästhetischer Schmerz		
Amitryptilin (Saroten®)	25–100 mg	zur Nacht	100 mg
	Oberflächlicher dysästhetischer Schmerz		
Clomipramin (Anafranil®)	10–50 mg	8 h	150 mg
	Oberflächlicher dysästhetischer Schmerz		

- Levomepromazin (Neurocil®): dämpft, ohne die Stimmungslage zu verändern
- Amitryptilin (Saroten®): dämpft depressiv-unruhig agitierte Patienten
- Clomipramin (Anafranil®): eher antriebssteigernd bei schmerzgequält-apathischen Kranken

Bei Stomatitis (z. B. nach Strahlen- oder Chemotherapie, bei exulzerierenden Tumoren):
Zur täglichen Mundspülung hat sich neben den gängigen, im Handel befindlichen Lösungen folgende Rezeptur nach Preiß bewährt (Rp. 1.3).

Rp. 1.3: Mundspüllösung nach Preiß	
Hexetidin-Lösung 0,1 %	30 ml
Moronal® Suspension	24 ml
$NaHCO_2$ (Pulv.)	6 g
Aqua dest.	ad 500 ml

Zur Schleimhautanästhesie besonders vor der Nahrungsaufnahme werden Präparate, die ein Lokalanästhetikum enthalten (Tepilta®, Anästhesin® Pastillen), angewendet.
Bei Tumorfötor (z. B. bei exulzeriertem Tumor)
Vor allem durch Metronidazol (Clont), aber auch durch Chindamycin (Sobelin® 3 × 300 mg/die), wird der begleitende, oft extrem unangenehme Fötor günstig beeinflußt.

Invasive Schmerztherapie

Sie kommt zur Anwendung, wenn alle medikamentösen Versuche fehlgeschlagen sind.

Therapie
Hierzu stehen im HNO-Bereich die Chemoneurolyse und die Chemorhizolyse zur Verfügung, bei der eine Nervenausschaltung durch die Instillation von Glyzerin im Bereich der Nn. maxillares et mandibulares bzw. der Wurzel C_2–C_4 in Lokalanästhesie unter Bildwandlerkontrolle durchgeführt wird.

2 Ohrmuschel, Gehörgang

Entzündungen
P. K. Plinkert

Otitis externa circumscripta (Gehörgangsfurunkel, Gehörgangsabszeß)

Das Ohrfurunkel basiert meist auf einer Staphylokokken-Infektion eines Hautfollikels, welche sich als eine lokalisierte, schmerzhafte Pustel mit Rötung und Überwärmung des umgebenden Gewebes äußert.

Therapie

Bei beginnender Entwicklung eines Furunkels erfolgt die Lokalbehandlung durch Applikation von Zugsalbe (z. B. Ichtholan® 20%; Ilon-Abszeß-Salbe®) und Wärme (3 × 10 min Rotlicht). Auf diese Maßnahmen hin öffnen sich die meisten Furunkel spontan.

Bei verzögertem Durchbruch oder Ausbildung eines Gehörgangsabszesses muß eine Inzision erfolgen. Nur in Ausnahmefällen, d. h. bei ausgedehntem Befund, wird eine systemische antibiotische Behandlung mit Dicloxacillin (z. B. Dichlor-Stapenor® 250 mg, 3–4 × 2 Kps./die) oder in schweren Fällen mit Clindamycin (z. B. Sobelin® 150 mg 4 × 2 Kps./die) durchgeführt. Zusätzlich werden peripher wirksame Analgetika oral verabreicht (Paracetamol, z. B. Paracetamol-ratiopharm®, ben-u-ron®, alternativ Acetylsalicylsäure, z. B. ASS-ratiopharm®, Aspirin®).

Prognose
Gut. Erfolgt bei einem ausgedehnten Befund keine Inzision, droht eine Perichondritis (s. S. 28).

Prophylaxe
Der Patient soll die Ohren nicht mit Wattestäbchen reinigen, da die Reinigung zu Gehörgangsläsionen mit nachfolgender Entzündung führen kann.

Otitis externa diffusa
Die Otitis externa diffusa stellt die häufigste schmerzhafte Veränderung im äußeren Gehörgang dar und ist in einer Vielzahl der Fälle durch Superinfektion durch Staphylococcus aureus verursacht.

Therapie
Am Beginn der Therapie steht die atraumatische Reinigung des Gehörganges unter mikroskopischer Kontrolle. Bei ausgeprägter entzündlicher Schwellung ist jedoch eine vollständige Reinigung des Gehörganges in der Tiefe anfangs gelegentlich nicht möglich. Anschließend bevorzugen wir eine Therapie mit einem Desinfiziens (alkoholhaltige Ohrentropfen, z.B. Dequaliniumchlorid-Ohrentropfen, Rezeptur s. Rp. 2.2; Otolitan®; Volon® A Tinktur). Einlage eines Gazestreifens (10 × 1 cm), welcher ständig (alle 1–2 Stunden einige Tropfen) mit der alkoholischen Lösung feucht gehalten wird (Abb. 2.1). Nach Abschwellen des Gehörganges: Desinfiziens 3–4 × tgl. ohne Gazestreifen für weitere 2 Wochen. Bei früherem Therapieende erhöhte Rezidivgefahr.

Alternativ: Wenn die Applikation alkoholhaltiger Ohrentropfen vom Patienten als zu schmerzhaft empfunden wird oder keinen Therapieerfolg zeigt: Rp. 2.1 oder Instillation einer antibiotikahaltigen Salbe, z.B. Terramycin® oder Diprogenta® Salbe/Creme. Diese

Entzündungen —— 25

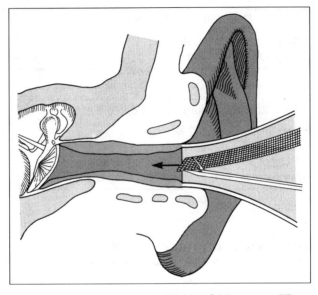

Abb. 2.1 Einlage eines Gazestreifens bei Otitis externa diffusa.

Präparate enthalten Oxytetracyclin bzw. Gentamycinsulfat. Anwendung aminoglykosidhaltiger Salben und Tropfen nur, wenn sichergestellt ist, daß **keine Trommelfellperforation** vorliegt. Die Anwendung ist daher nicht bei zugeschwollenem Gehörgang und nicht vollständig einsehbarem Trommelfell zulässig.

Weitere Alternative: Ofloxacin-haltige Augentropfen als Ohrentropfen verwenden.

Nur bei Diabetikern oder ausgeprägter Lymphknotenschwellung: systemische Antibiotikagabe nach Abstrichergebnis, Diabetes einstellen.

Prognose

Zumeist gut, bei Therapieresistenz (Diabetiker) Gefahr des Übergangs in Otitis externa necroticans.

> **Rp. 2.1: Dequalinium-Ohrentropfen I**
>
> Dequalinium-Cl 0,2 %
> in wasserfreiem Glyzerin 40 g

> **Rp. 2.2: Dequalinium-Ohrentropfen II**
>
> Dequalinium-Cl 0,02 %
> Glyzerol wasserfrei
> Äthanol 90 % aa ad 10,0
> (wirksamer als I, manchmal schmerzhafter)

Otitis externa necroticans (sogenannte Otitis externa maligna)

Auf dem Boden einer banalen Otitis externa kann sich als Komplikation eine schwere, nekrotisierende Infektion entwickeln, wobei meist eine Anaerobierinfektion mit Pseudomonas aeruginosa vorliegt. Insbesondere sind Diabetiker und immunsupprimierte Patienten gefährdet. Die Erregerausbreitung erfolgt z. T. unbemerkt über Gewebsspalten in die Tiefe, erfaßt den Knochen (Ostitis) und kann unter starken Schmerzen bis hin zu einer Arrosion der Schädelbasis und zum Befall der Hirnnerven IX–XII führen.

Therapie

Bei leichten Fällen (knochenszintigraphisch kleiner Bezirk, CT unauffällig) kann noch konservativ nach Antibiogramm vorgegangen werden. Solange das Antibiogramm noch nicht vorliegt: Systemische Antibiose mit Ciprofloxacin (z. B. Ciprobay®, 2 × tgl. 100–200 mg i. v.), Cefsulodin (z. B. Pseudocef®, 2 bis max. 6 g/die) oder Ceftazidim (z. B. Fortum®, 2–6 g/die) ggf. in Kombination mit einem Aminoglykosid:

Tobramycin (z. B. Gernebcin® 3 × 40–80 mg/die). Darüber hinaus erfolgt eine Lokalbehandlung wie bei einer Otitis externa diffusa (s. S. 24).

Bei Therapieresistenz über 3 Wochen, in schweren Fällen (knochenszintigraphisch sichtbare Verschlechterung, Knocheneinschmelzung in CT, Sequester) und bei prolongiertem Verlauf sind eine operative Freilegung und Ausräumung des nekrotischen Gewebes einschließlich des befallenen Knochens, unter Umständen je nach knochenszintigraphischem bzw. CT-Befund eine partielle oder subtotale Petrosektomie erforderlich.

Falls eine Operation nicht möglich ist (z. B. aus internistischen Gründen, Op-Verweigerung), kann ausnahmsweise neben der systemischen antibiotischen Behandlung das Antibiotikum entsprechend dem Antibiogramm auch lokal appliziert werden. Hierzu wird die Infusionslösung (Ofloxacin, z. B. Tarivid® oder Azlocillin, z. B. Securopen®) zur Streifenbehandlung (Abb. 2.1) oder als Ohrentropfen eingesetzt (tägl. frisch ansetzen). Hohe Allergisierungsgefahr!

Falls Diabetes vorliegt, Einstellung optimieren.

Bei Lebensgefahr: Umstellung auf Imipenem (Zienam® 500 3–4 × 0,5–1 g/die) max. 4 g als Antibiotikum.

Prognose

Zweifelhaft. Ohne konsequente, ggf. operative Therapie vitale Bedrohung möglich.

Erysipel (Wundrose) der Ohrmuschel

Das Erysipel ist eine durch β-hämolysierende Streptokokken der Gruppe A hervorgerufene Infektion. Ihr klinisches Merkmal ist eine flammende Rötung, die sich rasch zentrifugal ausbreitet, dabei aber zum gesunden Gewebe scharf abgegrenzt bleibt. Das Ohrläppchen ist mitbefallen (wichtiges differentialdiagnostisches Kriterium in Abgrenzung zur Ohrmuschel-Perichondritis).

Therapie
Hochdosierte, parenterale Gabe von Penicillin G (z. B. Penicillin »Grünenthal« 10–20 Mega/die für 10 Tage). Bei Penicillin-Allergie ist Erythromycin Mittel der Wahl. Antiseptische Umschläge (Rivanol 1:1000–2000) wirken lokal schmerzlindernd.

Prognose
Gut.

Perichondritis der Ohrmuschel

Die Perichondritis der Ohrmuschel ist differentialdiagnostisch vom Erysipel zu trennen. Unterscheidungskriterium ist die fehlende Rötung und Schwellung des Ohrläppchens bei der Perichondritis.

Therapie
Konservativ. Zu Beginn kann bei der Perichondritis ein konservativer Behandlungsversuch mit dem penicillinasefesten Dicloxacillin (z. B. Dichlor-Stapenor® 3–4 × 2 Kps./die) oder bei Verdacht auf eine Infektion mit Pseudomonas aeruginosa mit Ciprofloxacin (z. B. Ciprobay® 2 × 100–200 mg/die i.v. oder oral Ciprobay® Tbl. 2 × 125–750 mg/die), Cefsulodin (z. B. Pseudocef® i.v. 2 – max. 6 g/die) oder Ceftazidim (Fortum® i.v. 2–6 g/die) durchgeführt werden.
Alternativ: Clindamycin (z. B. Sobelin® 600–2400 mg/die). Gleichzeitig erfolgt eine desinfizierende Lokalbehandlung (z. B. Rivanol-Umschläge).
Operativ. Führt dies nicht zur Besserung, ist eine rasche operative Intervention mit vollständiger Entfernung des nekrotischen Knorpels erforderlich.

Prognose

Mit antibiotischer Behandlung gut. Ohne adäquate Therapie droht eine Chondritis mit Einschmelzung des Ohres und massiver Entstellung des Patienten.

Otitis externa bullosa haemorrhagica (Grippe-Otitis)

Die hämorrhagische Otitis externa tritt sehr häufig gemeinsam mit einer hämorrhagischen Otitis media im Verlauf einer Infektion mit einem Influenzavirus auf. Typisch sind einzelne oder multiple hämorrhagische Blasen im äußeren Gehörgang und auf dem Trommelfell als Zeichen einer toxischen Kapillarschädigung.

Therapie

Eine kausale Therapie der Grippevirus-Infektion ist nicht möglich. Zur Prävention einer bakteriellen Superinfektion kommen systemisch wirksame Antibiotika wie Doxycyclin (z.B. Doxy-Wolff 100 1 × 1 Tbl./ die oder Vibramycin® 1 × 1 Tbl./die) oder Cotrimoxazol (z.B. Cotrim-ratiopharm®, Eusaprim® 2 × 2 Tbl./die) zur Anwendung. Peripher wirkende Analgetika wie Paracetamol (z.B. Paracetamol-ratiopharm®, ben-u-ron®) oder Acetylsalicylsäure (z.B. ASS-ratiopharm®, Aspirin®) dienen der Schmerzlinderung.

Bei Innenohrbeteiligung (Knochenleitungsabfall im Audiogramm): zusätzlich stationäre Aufnahme, innenohraktive Infusionsbehandlung z.B. mit Lidocain, stationäre Beobachtung zum Ausschluß einer Hirnstammenzephalitis.

Bei Hirnstammenzephalitis (Infektion entlang des N. VIII, sehr seltene Komplikation): zusätzlich sofortige Aufnahme auf einer neurologischen Intensivstation.

Prognose
Zumeist folgenlose Abheilung. Gelegentlich Innenohrbeteiligung, sehr selten Hirnstammenzephalitis.

Zoster oticus

Der Zoster oticus beruht auf einer Reaktivierung einer Infektion mit dem Varizella-zoster-Virus. Durch einen noch unbekannten Mechanismus wird das bereits früher neural inkorporierte Virusgenom aktiviert. Die Krankheit geht mit herpetiformen Hauteffloreszenzen an Ohrmuschel und Gehörgang, starken neuralgiformen Schmerzen und wechselnden vestibulo-kochleären Ausfällen (Schallempfindungsschwerhörigkeit, Schwindel), ggf. in Kombination mit einer Fazialisparese einher. Ein monosymptomatischer Verlauf ist häufig.

Therapie
Virostase. Mit Aciclovir (Zovirax®) steht ein kausal wirkendes Virostatikum zur Verfügung, das eine hohe Affinität zu Zellen besitzt, die mit Herpes simplex oder Varicella zoster infiziert sind. Die Schmerzdauer, die Ausbreitung des Exanthems und dessen Abheilung werden durch dieses Virostatikum günstig beeinflußt. Die intravenöse Aciclovir-Therapie ist jedoch nur unter stationären Bedingungen zweckmäßig (5 mg/kg KG Zovirax alle 8 h über 5 Tage). Sie soll der Entwicklung einer Hirnstammenzephalitis. vorbeugen. Adjuvante Lokalbehandlung der Effloreszenzen mit Vioform-Lotio (Rezeptur s. 31.) oder Aciclovir-(Zovirax-)Salbe. Eine alleinige Behandlung mit Aciclovir-Salbe provoziert unnötigerweise Resistenzen.
Analgesie mit einem peripheren Analgetikum (Paracetamol, z. B. Paracetamol-ratiopharm®, ben-u-ron®; Acetylsalicylsäure, z. B. ASS-ratiopharm®, Aspirin®). Bei ausgeprägten Schmerzen Behandlung mit Carba-

mazepin (z. B. Tegretal®, Einzelheiten s. Trigeminus-Neuralgie S. 1).
Bei einer persistierenden Mitbeteiligung des Innenohres und/oder des Nervus facialis ist eine Infusionstherapie mit Lidocain (s. S. 62) ab dem 5. Tag, also nach Abschluß der Aciclovir-Therapie, zu empfehlen.
Bei Fazialisparese: Nur bei einer elektromyographisch gesicherten Neurotmesis des N. facialis isoliert in der mastoidalen Verlaufsstrecke (Topodiagnostik) auftretend, führen wir eine operative Dekompression durch.
Bei Hirnstammenzephalitis Aufnahme auf eine neurologische Intensivstation.

Rp. 2.3

Vioform-Lotio
Vioform 1–2 %
Lotio alba aquosa NRF

Prognose
Defektheilung möglich. Sehr selten aufsteigende Infektion entlang des N. facialis und N. vestibulocochlearis mit Hirnstammenzephalitis. Bei Hirnstammenzephalitis Lebensgefahr!

Mykose der Ohrmuschel und des äußeren Gehörgangs

Eine Ohrmykose ist ohrmikroskopisch leicht an der weißlichen, gelben, grünen oder schwarzen Verfärbung des Sekretes zu erkennen. Häufig sind direkt Pilzmyzelien zu beobachten.

Therapie

An erster Stelle bei der Behandlung von Ohrmykosen steht die sorgfältige Reinigung des äußeren Gehörgangs unter dem Mikroskop mittels Kürette. Spülungen eignen sich nicht zur Säuberung, da ein konsekutiv erhöhter Feuchtigkeitsgehalt im Gehörgang ein Pilzwachstum begünstigen würde. Vielmehr sollte alles unternommen werden, um durch Austrocknung den saprophytären Pilzen die Lebensgrundlage zu entziehen. Dies erreicht man durch eine Touchierung mit alkoholischer Farbstofflösung (z. B. Solutio Castellani DAB; Brillantgrün 1–2 %; Gentianaviolett 1 %). Anschließend Lokalbehandlung durch den Patienten mittels antimykotischer Tropfen (3 × 3 Tropfen/die): Nystatin (Moronal® Suspension) oder Miconazol (Daktar®) oder Clotrimazol (Canesten® Lösung) oder Amphotericin B (z. B. Ampho-Moronal® Salbe). Die lokale Therapie sollte bis zu 2 Wochen nach vollständiger Abheilung fortgeführt werden, um ein Rezidiv zu verhindern. Schwere Infektionen erfordern eine simultane systemische antimykotische Behandlung. Die systemische antimykotische Therapie erfolgt nach entsprechendem Pilznachweis. Bei Candida albicans: Ketaconazol (Nizoral® 200–400 mg/die oral oder i.v.) oder Miconazol (Daktar® 10–30 mg/kg KG/die i.v. max. 600 mg/die). Bei Candida albicans und/oder Aspergillus: Amphotericin B (z. B. Amphotericin B®, Dosierung nach Dosierungsrichtlinien 0,1–1 mg/kg KG/die).

Ohrekzem

Zu differenzieren sind (1) das Kontaktekzem, (2) das mikrobielle Ekzem, (3) das seborrhoische Ekzem und (4) das endogene Ekzem.

Therapie

Die Behandlung richtet sich nach der diagnostischen Angehörigkeit zu einer der o.g. Gruppen.

Bei Kontaktekzem: Allergenkarenz (z.B. keine Ohrringe; Körperpflegemittel vermeiden); Vermeiden von lokal anzuwendenden Medikamenten, um einer sekundären Kontaktdermatitis vorzubeugen.

Bei mikrobiellem Ekzem: Gezielte Antibiotikagabe nach Antibiogramm (s. Otitis externa diffusa, S. 24).

Bei nässendem seborrhoischem Ekzem: 1 × wöchentlich mit Gentianaviolett-Lösung 1 % oder Brillantgrün 1 % touchieren.

Bei trockenem seborrhoischem Ekzem: Kortikoidlotio (z.B. Volon® A Lotio; Betnesol® V Lotio 0,1 %), 2–3 ×/Woche über einen Zeitraum von 4 Wochen. Falls Ekzem in der Tiefe des Gehörgangs: Kortikoidlotio verdünnen (s. Rp. 2.4).

Bei endogenem Ekzem: Kortikoidlotio (z.B. Volon® A Lotio; Betnesol® V Lotio 0,1 %) 1 × tägl. in den Gehörgang und an die Ohrmuschel.

Rp. 2.4

Betnesol® V Lotio 0,1 %	20,0
Aqua dest.	ad 40,0

S.: Ohrentropfen mit Pipette.

Tumoren

Benigne Tumoren

M. Schrader und F. Bootz

Atherome

Ohratherome treten bevorzugt am Ohrläppchen und in dessen Nähe auf.

Therapie

Exstirpation. Wegen der Rezidivneigung ist bei der Operation eine vollständige Entfernung des Atheroms einschließlich der Kapsel notwendig. Aus diesem Grund ist die Operation im entzündungsfreien Intervall zu planen.
Bei eitriger Sekundärinfektion: Antibiotische Behandlung mit z. B. Flucloxacillin (z. B. Staphylex® 500 mg 3 × 1–3 Kps./die), bei fehlender β-Laktamasebildung der Staphylokokken (Antibiogramm) wird umgestellt auf Penicillin V (z. B. Penicillin V ratiopharm® Tbl. 1 Mio. I.E. 3 × 1 Tbl./die oder Isocillin 1,2 Mega® 3 × 1 Tbl./die); bei Penicillin-Allergie: Fusidinsäure (z. B. Fucidine® 3 × 0,5–1 g/die) oder Erythromycin (z. B. Dura-Erythromycin 500® 3 × 1–3 × 2 Tbl./die).
Bei Übergang in einen Abszeß kann eine Inzision indiziert sein.

Prognose

Gut: Bei unvollständiger Entfernung der Kapsel ist mit einem Rezidiv zu rechnen.

Maligne Tumoren
Basaliom der Ohrmuschel

Das Basaliom (Basalzellkarzinom) der Ohrmuschel ist in seinem Malignitätsgrad schwierig zu beurteilen. Die Lokalisation an der Ohrmuschel ist, verglichen mit dem übrigen Gesicht (s. S. 165), eher selten.

Therapie
Vollständige Exzision im Gesunden unter histologischer Randschnittkontrolle. Bei Lokalisation am Ohrmuschelrand Keilexzision und gleichzeitige plastische Versorgung.
Bei zentraler Lokalisation (z. B. Cavum conchae) temporäre Abdeckung mit Kunststoffolie (z. B. Epigard®). Nachdem die Vollständigkeit der Tumorentfernung histologisch (Stufenschnitte, zirkuläre Randschnitte) gesichert ist, plastische Versorgung. Bei großen Basaliomen subtotale oder totale Ohrmuschelresektion, plastische Defektdeckung.

Prognose
Ohne Therapie kommt es zu lokaler Destruktion, Infiltration des Felsenbeins, Obliteration des Gehörgangs, Transformation in Plattenepithelkarzinom (Metaplasie). Bei histologisch gesicherter Exzision im Gesunden ist die Prognose gut, sonst ist die Gefahr der Rezidiventstehung hoch. Bei primärer Strahlentherapie muß mit der Entstehung eines Plattenepithelkarzinoms im Intervall gerechnet werden.

Plattenepithelkarzinom der Ohrmuschel (Spinaliom, spinozelluläres Karzinom der Ohrmuschel)

Das verhornende Plattenepithelkarzinom (früher Spinaliom) der Ohrmuschel findet sich überwiegend an der Helix, der Anthelix und in geringerem Ausmaße retroconchal und am Ohrläppchen. Ohne Frage spielt die Exposition der Haut gegenüber ultraviolettem Licht bei der Entstehung eine wichtige Rolle. Makroskopisch imponiert ein scharf begrenzter exophytischer Tumor mit raschem Wachstum.

Therapie

Operativ: Wegen der starken Tendenz zur Metastasierung (bei Diagnosestellung in ca. 20 % bereits Metastasen vorhanden) ist zur radikalen Entfernung des Tumors in der Regel die subtotale oder totale Ohrmuschelresektion erforderlich. Sind keine regionalen Metastasen nachweisbar, so ist die Operation des Primärtumors ausreichend. Bei Halslymphknotenmetastasen sind eine Neck dissection und laterale Parotidektomie, bei Metastasen in der Parotisloge zusätzlich eine totale Parotidektomie erforderlich.

Bestrahlung: Bei einem vollständig entfernten Primärtumor ohne Filiae ist keine Nachbestrahlung nötig. Sind Lymphknotenmetastasen vorhanden, ist eine Nachbestrahlung unbedingt zu empfehlen.

Bei fortgeschrittenen inkurablen Karzinomen: Da in vielen Fällen Schmerzen im Vordergrund stehen, muß eine ausreichende Analgesie (s. S. 11) erfolgen.

Prognose

Die 5-Jahres-Heilungsrate beim $T_1N_0M_0$-Tumor liegt bei 95 %. Ist der Knorpel der Ohrmuschel bereits bei Beginn der Behandlung befallen, sinkt die Heilungschance drastisch.

Melanom des äußeren Ohres

Das maligne Melanom gehört zu den bösartigsten Tumoren des Menschen. Am Ohr kommt das Melanom sehr selten vor, wobei die Ohrmuschel gegenüber dem Gehörgang bevorzugt betroffen ist. Etwas häufiger entsteht das Melanom präaurikulär oder über dem Mastoid.
Es werden drei verschiedene Typen unterschieden, und zwar das superfiziell spreitende Melanom (SSM), das lentigomaligne Melanom (LMM) und das noduläre Melanom (NM).
Nach Clark wird die Eindringtiefe in 5 Gruppen eingeteilt (s. Tab. 2.1). Entsprechend der klinischen Erscheinungsform erfolgt die Einteilung in 3 Stadien (s. Tab. 2.2).
Häufig entsteht ein malignes Melanom auf dem Boden einer Pigmentanomalie, es kann sich jedoch auch auf normaler Haut entwickeln. Eine obligate Präkanzerose ist die erworbene Lentigo maligna, eine fakultative Präkanzerose ist der angeborene Nävuszellnävus. Zunahme der Fläche und Prominenz der Hautveränderung und Dunklerwerden des Farbtons bei pigmentierten Hautmalen, Entstehung von Satelliten in der Nachbarschaft und Vergrößerung regionärer Lymphknoten sind Verdachtskriterien. Das maligne Melanom neigt zur raschen metastatischen Ausbreitung in Lunge, Herz, Gehirn, Leber, Knochen und andere Organe.

Therapie

Die kurative Therapie ist operativ. Der Behandlungsplan wird vom Operateur gemeinsam mit dem Dermatologen festgelegt. **Eine Probeexision ist**

Tab. 2.1 Einteilung der Melanome nach ihrer Eindringtiefe (Clark)

Level I	intraepidermale Tumorausbreitung
Level II	Tumorzellen im Stratum papillare
Level III	Stratum papillare von Tumorzellnestern durchsetzt
Level IV	Tumor im Stratum reticulare
Level V	Tumor im subkutanen Fettgewebe

Tab. 2.2 Einteilung der Melanomausdehnung nach klinischen Gesichtspunkten

MM-Stadium I:	Auf Primärtumor lokalisierte Erkrankung
MM-Stadium II:	Primärtumor mit regionalen Lymphknoten-Metastasen
MM-Stadium III:	Primärtumor und Fernmetastasen (lymphogen und hämatogen).

wegen der Gefahr einer Aussaat und Aktivierung zu vermeiden. Intraoperativ erfolgt die histologische Kontrolle der Ränder zur Seite und zur Tiefe (Schnellschnitthistologie), damit nötigenfalls die sofortige Nachresektion möglich ist.

Unter 0,5 mm Eindringtiefe: im Bereich des Helixrandes: Exzision, Ohrmuschelteilresektion, Ränder von mehr als 2 cm sind nicht erforderlich.

Mehr als 0,5 mm Eindringtiefe: Exzision, subtotale oder totale Ohrmuschelresektion, Ränder nicht unter 3 cm.

Melanome im Gehörgang bzw. im Eingang zum Gehörgang: Sie können in den meisten Fällen operativ nur durch eine radikale Petrosektomie behandelt werden.

Bei nachgewiesenen Halslymphknotenmetastasen wird allgemein eine Neck dissection befürwortet, obwohl in diesem Stadium bereits eine Disseminierung eingetreten sein kann. Der Wert der prophylaktischen Neck dissection ist umstritten.

Prognose

Vor allem die Eindringtiefe des Tumors ist von erheblicher prognostischer Bedeutung (Clark-Level I–V). Die Prognose verschlechtert sich weniger in Relation zur Flächenausdehnung als vielmehr relativ zum Tiefenwachstum. Im Frühstadium mit geringer Eindringtiefe beträgt die 5-Jahres-Überlebensrate

30–50 %, später nur noch 10 %. Melanome des Mittelohres, des Gehörganges und zentraler Anteile der Ohrmuschel haben eine schlechtere Prognose als solche der äußeren Abschnitte der Helix.

Sonstige Veränderungen des äußeren Ohres

P. K. Plinkert

Zerumen, Ohrschmalzpfropf

Zerumen wird aus den Sekreten der ekkrinen Haarbalgdrüsen, der apokrinen Schweißdrüsen, sowie aus in den äußeren Gehörgang abgestoßenen Härchen und Epithelschuppen gebildet. Die Migration verhornten Epithels nach außen führt normalerweise zur Selbstreinigung und verhindert eine übermäßige Zerumen-Ansammlung.

Die häufig praktizierte Reinigung des äußeren Gehörganges mit Wattestäbchen führt hingegen zu einer Beeinträchtigung dieses Selbstreinigungsmechanismus, sie sollte vermieden werden.

Therapie

Eine schonende und sichere Methode zur Reinigung des äußeren Gehörganges, auch bei Vorliegen einer Trommelfellperforation, ist die Entfernung von Zerumen mit Hilfe kleiner Küretten. Diese instrumentelle Entfernung sollte jedoch nur unter mikroskopischer Kontrolle erfolgen.

Spülung des äußeren Gehörgangs mit warmem (37 °C, Thermometer!) Wasser nur, wenn eine Trommelfellperforation oder ein Zustand nach narbig oder atrophisch verschlossener Trommelfellperforation (Anamnese!) sicher ausgeschlossen sind. Zur Spülung wird der S-förmige Verlauf des Gehörgangs bei Erwachsenen mittels Zug an der Ohrmuschel nach hinten-oben ausgeglichen (Abb. 2.2) und der Wasserstrahl gegen die hintere Gehörgangswand gerichtet. Bei eingedicktem, hartem Zerumen empfiehlt sich zunächst eine Aufweichung mit Wasserstoffperoxid-Lösung 3 % (Rp.: H_2O_2 3 %; 50,0 mit Pipette).

Prognose

Bei Verbleib von Cerumen obturans kann eine Otitis externa diffusa entstehen (s. S. 24).

Bei Spülungen trotz Trommelfellperforation kann eine akute Exazerbation der Mittelohrentzündung auftreten. Ein narbig verheiltes Trommelfell kann durch eine Spülung eröffnet werden, so daß ebenfalls eine Mittelohrentzündung die Folge sein kann.

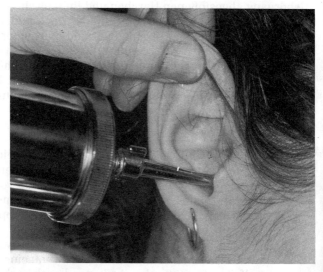

Abb. 2.2 Zerumenentfernung. Spülung des äußeren Gehörganges mit warmem (37 °C!) Wasser mit der Ohrspritze. Die Ohrmuschel wird nach hinten und oben gezogen.

Bei Ohrspülungen mit kaltem Wasser droht schwerer Schwindel (kalorische Vestibularisreizung) mit Sturz- und Verletzungsgefahr (Todesfälle sind beschrieben!).

Ohrfremdkörper

Therapie

Die Entfernung von Fremdkörpern aus dem äußeren Gehörgang sollte stets unter mikroskopischer Kontrolle mit einem geeigneten Mikroinstrumentarium erfolgen. So sollten beispielsweise kugelige Fremdkörper mit einem Häkchen entfernt werden, da sie bei Extraktionsversuchen mit einer Pinzette häufig abrutschen und noch tiefer in den Gehörgang gelangen (Abb. 2.3). Bei Kleinkindern ist zumeist eine Narkose erforderlich.

Prognose

Bei Belassen des Fremdkörpers entsteht eine Otitis externa diffusa (s. S. 24). Werden kugelige Fremdkörper mit einer Pinzette angegangen, so können sie durch das Trommelfell gedrückt werden und die Gehörknöchelchen oder das Innenohr verletzen.

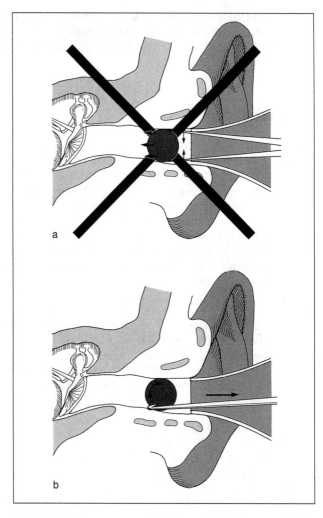

Abb. 2.3 Entfernung von Gehörgangsfremdkörpern. a) Falsche Vorgehensweise: Mit einer Pinzette würde der Fremdkörper tiefer in den Gehörgang geschoben. Eine Verletzung des Trommelfells ist möglich. b) Richtig: Mit dem Ohrhäkchen gelingt die Entfernung des Fremdkörpers ohne Gefährdung des Patienten.

3 Trommelfell, Mittelohr, Mastoid

Akuter Tubenverschluß

Der akute Tubenverschluß ist meistens Folge eines Infektes der oberen Luftwege. Er äußert sich in akut auftretendem Druck und Völlegefühl im Ohr verbunden mit Schwerhörigkeit. Schmerzen können auftreten, sind aber nicht obligat. Oft besteht ein Rauschen, beim Schlucken sind knackende Geräusche im Ohr möglich.

Therapie

Die Therapie hat die Normalisierung der Tubenbelüftung zum Ziel, durch abschwellende Nasentropfen (z. B. Otriven® 0,1 %; 4 × 3 Tr./die, Kinder Otriven® 0,05 %) und Inhalationen mit Kamille (z. B. Rekomill®, Kamillosan®) oder mit ätherischen Ölen. Im Falle eines akuten Infektes sind Valsalva- und Politzer-Manöver kontraindiziert (Keimverschleppung).

Prognose

Gut, bei vergrößerten Adenoiden Gefahr des Übergangs in chronische Tubenventilationsstörung. Liegt eine Rachenmandelhyperplasie (s. S. 187) vor, sollte nach Abklingen der akuten Entzündung die Adenotomie durchgeführt werden.

Chronischer Tubenverschluß, chronisch-rezidivierender Tubenverschluß

Die chronische Tubenventilationsstörung führt durch den Unterdruck im Mittelohr zu einer Umwandlung (Metaplasie) der Mittelohrschleimhaut in ein schleimbildendes Epithel. Zu Beginn der Erkrankung ist das Sekret dünnflüssig (Serotympanon), mit zunehmender Krankheitsdauer wird es dickflüssig (Mukotympanon) und seine Viskosität nimmt zu (leimartig, *glue ear*). Durch die Einlagerung von Cholesterinkristallen kann sich der Mittelohrerguß verfärben und bläulich durch das Trommelfell durchscheinen (*blue ear drum*). Die Folge ist eine Mittelohrschwerhörigkeit. Als Ursache kommen eine Rachenmandelhyperplasie, Behinderung der Nasenatmung, Entzündung der Nasennebenhöhlen, Spaltbildung oder ein Tumor im Nasenrachen in Frage.

Therapie

Die Therapie besteht in der operativen Herstellung der Durchgängigkeit der oberen Luftwege, falls sich dort ein anatomisches Hindernis befindet (Nasenrachen s. S. 187, Septum s. S. 143, Nasennebenhöhlen s. S. 151, Ausnahme: Nasopharynxkarzinom). Ist das Ohr noch nicht flüssigkeitsgefüllt, sind Luftduschen mittels Valsalva- (1× tgl.) und Politzer-Manöver (1–2×/Woche) zweckmäßig (Abb. 3.1). Befindet sich Flüssigkeit im Mittelohr, so ist neben den Luftduschen eine Entfernung der Flüssigkeit aus dem Mittelohr ratsam. Dies geschieht durch Parazentese im vorderen unteren Trommelfellquadranten und Absaugen der Flüssigkeit. Handelt es sich um ein Rezidiv, erfolgt die Einlage von Paukenröhrchen, die bis zu ihrer spontanen Abstoßung (4–12 Wochen) im Trommelfell bleiben. Bei Lippen-Kiefer-Gaumen-Spalte (auch falls operativ versorgt) Dauerpaukenröhrchen.

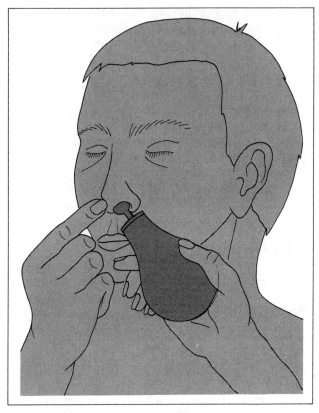

Abb. 3.1 Tubenbelüftung nach Politzer. Eine Nasenöffnung wird zugehalten, über die andere wird Luft zugeführt. Gleichzeitig sagt der Patient »zum Kuckuck«.

Prognose

Im allgemeinen gut. Bei Kindern normalisiert sich häufig die Tubenfunktion in der Pubertät. Trotzdem darf bei Kindern keineswegs mit der Therapie einschließlich Adenotomie und Parazentese abgewartet werden, da die Hörstörung die Sprachentwicklung des Kindes hemmt. Bei einem Teil der Patienten kommt es zur Bildung eines Adhäsivprozesses, aus dem sich ein Cholesteatom entwickeln kann. Bei anderen Patienten entsteht durch Organisation des Mittelohrergusses eine Paukenfibrose. Dabei ist das Mittelohr von fibrösen Massen ausgefüllt, das Trommelfell befindet sich in seiner normalen Position. Bei Lippen-Kiefer-Gaumen-Spalte ist die Prognose eingeschränkt.

Therapie

Bei Cholesteatom, Paukenfibrose und Adhäsivprozeß wird eine Tympanoplastik (s. S. 57). erforderlich.

Entzündungen

H.-P. Zenner und H. Heumann

Akute Otitis media

Die akute Mittelohrentzündung entsteht in den meisten Fällen durch eine von den oberen Luftwegen ausgehende und über die Tube aufsteigende Infektion. Infektionen auf hämatogenem Weg oder von außen bei bestehendem Trommelfelldefekt sind selten. Die Infektion wird meist durch β-hämolysierende Streptokokken der Gruppe A beim Erwachsenen und durch Pneumokokken beim Kind hervorgerufen. Die Patienten leiden unter stechenden Ohrenschmerzen (häufig nachts stärker als am Tag), einer Schalleitungsschwerhörigkeit und Fieber. Der Warzenfortsatz kann zu Beginn der Erkrankung berührungsempfindlich sein, weil die Schleimhaut der retrotympanalen Räume von der Infektion betroffen ist. Im Verlaufe einer unkomplizierten akuten Otitis media verändert sich das Trommelfell in typischer Weise. Zunächst ist vermehrte Gefäßzeichnung zu beobachten, anschließend tritt eine Rötung und Vorwölbung des Trommelfells beson-

ders hinten oben auf. Die Oberfläche erfährt eine schollige Trübung, die Konturen sind nicht mehr erkennbar. Die Rötung erfaßt den Gehörgang.
Am zweiten oder dritten Tag tritt (nicht immer) eine Spontanperforation auf, über die sich dünnflüssiges, pulsierendes Sekret entleert. Mt der Perforation lassen die Schmerzen oft schlagartig nach. Anschließend heilt die akute Otitis media bei der Mehrzahl der Patienten vollständig aus.

Therapie

Abschwellende Nasentropfen (z. B. Otriven® 0,1 % 4 × 3 Tr./die; bei Kindern 0,05 %) sowie Penicillin, z. B. Amoxicillin (z. B. Amoxi Wolff® 500 oder Amoxicillin ratiopharm® 500 3–4 × 1–2 Tbl. bei Erwachsenen; bei Kindern 50–100 mg/kg KG/die); bei Penicillin-Allergie: Erythromycin (z. B. duraerythromycin®/500 Tbl. 3 × 1–2/die; bei Kindern z. B. Monomycin® Saft oder Pädiatrocin® Trockensaft 3–4 × 30–50 mg/kg KG/die ab 1. Lebensjahr. Bei penicillinasebildenden Hämophilusstämmen (Antibiogramm!) muß ein β-Laktamasehemmer wie z. B. Augmentan® Tbl. 3 × 1–2/die, bei Kindern z. B. Augmentan® Trockensaft entsprechend Alter und KG dosiert gegeben werden. *Sinnlos* sind Ohrentropfen.
Gegen Schmerzen hilft zumeist eine heiße, feuchte Kammer (saugfähiges Tuch mit heißem Wasser) 3× tgl. für 10 min auf dem Ohr. Bei Bedarf ein peripheres Analgetikum (Paracetamol z. B. ben-u-ron® 250–1000 mg/die je nach Gewicht).
Parazentese: Bei starker Vorwölbung des Trommelfells, bei anhaltendem Fieber und sehr heftigen Schmerzen oder bei beginnenden Komplikationen (Meningismus, Fazialisparese, Labyrinthreizung) muß die Parazentese durchgeführt werden. In Allgemeinnarkose oder Lokalanästhesie wird das Trommelfell im Bereich des vorderen oder hinteren unteren Quadranten eingeschnitten.

Postinfektiöse Tubenbehandlung: Ist die Tube nach Abklingen der akuten Erscheinungen nicht durchgängig, wird eine Politzer-Behandlung (2–3 ×/Woche) angeschlossen.

Prognose

Im allgemeinen gut. Die akute Otitis media muß nach einer Woche ausgeheilt sein, sonst besteht die Gefahr, daß Komplikationen entstanden sind. Als Komplikationen können Mastoiditis (s. S. 51), Labyrinthitis, Fazialisparese (s. S. 105), Meningitis und Hirnabszeß auftreten. Werden bei der Primärbehandlung keine abschwellenden Nasentropfen angewendet, muß mit einer erhöhten Komplikationsrate gerechnet werden. Eine antibiotische Behandlung alleine bietet insbesondere bei Säuglingen und Kleinkindern (s. u.) keinen zuverlässigen Schutz vor Komplikationen.

Akute Otitis media im Säuglings- und Kleinkindesalter

Säuglinge und Kleinkinder sind wegen ihrer kurzen, gerade verlaufenden und weiten Tube besonders anfällig für Mittelohrinfekte. Dazu trägt auch die häufig vergrößerte Rachenmandel bei. Neben lokalen Symptomen wie häufiges Greifen nach dem kranken Ohr und Schmerzen bei Berührung der Ohrmuschel können ausgeprägte Allgemeinveränderungen bestehen (hohes Fieber, Störungen der Ernährung und Verdauung). Das Trommelfell ist verdickt, gerötet, häufig bleibt eine Spontanperforation aus.

Therapie

Therapeutisch wird wie beim Erwachsenen und bei Schulkindern vorgegangen. Die Indikation zur Parazentese wird, wenn das Trommelfell nicht spontan perforiert, frühzeitig gestellt.

Prognose

Kommt es nicht zu einer raschen Erholung nach der Einleitung der Therapie (spätestens nach 1 Woche), muß mit einer beginnenden Komplikation (Mastoiditis, Labyrinthitis, Fazialisparese, Meningitis oder Hirnabszeß) gerechnet werden, so daß antrotomiert werden muß. Dabei wird von einem retroaurikulären Schnitt aus das Antrum weit eröffnet und drainiert.

Mukosus-Otitis

Bei der sog. Mukosus-Otitis handelt es sich um eine Infektion mit einem mukös wachsenden Streptococcus pneumoniae. Im Vordergrund steht der protrahierte, relativ symptomarme Verlauf.
Trotz geringer Schmerzen und nur wenig ausgeprägter Veränderungen am Trommelfell (verdickt, blaß oder gerötet) tritt in der dritten Woche eine Knocheneinschmelzung im Warzenfortsatz auf, die endokranielle Komplikationen nach sich ziehen kann. Die BSG ist stark beschleunigt. Die Diagnose wird durch den Erregernachweis im Mittelohrsekret nach Parazentese und durch die Röntgenaufnahme des Warzenfortsatzes (Schüller) gestellt, auf der die Knocheneinschmelzung erkennbar ist.

Therapie

Bei Knocheneinschmelzung (fast immer vorhanden): Masteoidektomie. Ansonsten werden hochdosierte Antibiotika und abschwellende Nasentropfen verabreicht (Otriven® 0,05 % 3 × 1 Tr./die). Ohne Kenntnis des Abstrichergebnisses wird zunächst Penicillin-G i.v. gegeben (z.B. Penicillin Göttingen®, Penicillin Grünenthal® 3 × 10–20 Mio. I.E., Kinder i. d. Regel 50 000 bis 0,5 Mio. I.E./kg KG/die verteilt auf 3 Einzelgaben.)

Prognose

Bei ausreichender Behandlung, insbesondere nach Masteoidektomie und hochdosierter Antibiotikagabe: Zufriedenstellend. Ohne adäquate Therapie können intrakranielle Komplikationen (Meningitis, Hirnabszeß) auftreten.

Zoster Oticus

Siehe S. 30

Scharlach- und Masern-Otitis media

Akute Mittelohrentzündungen nach Scharlach oder Masern sind selten. Sie entstehen auf hämatogenem Weg.

Therapie

Scharlach: Penicillin, 1,2 Mio. I.E./die i.m. (z.B. Tardocillin® 1200 oder Megacillin® Spritzampullen, bei Kindern z.B. Penicillin V ratiopharm® Trockensaft oder Isocillin® Saft, Dosierung entsprechend Alter und Gewicht.
Bei Penicillin-Allergie: Erythromycin (z.B. duraerythromycin® 500 3 × 1–2 Tbl./die; bei Kindern z.B. Monomycin® Saft oder Pädiatrocin® Trockensaft mindestens 3–4 × 50 mg/kg KG/die ab 1. Lebensjahr).
Masern-Otitis (häufig Superinfektion mit Haemophilus influenzae): Breitspektrumpenicilline, wie Amoxicillin (z.B. Amoxi-Wolff® 500 oder Amoxicillin-ratiopharm® 500 3–4 × 2 Tbl./die bei Erwachsenen; bei Kindern 50–100 mg/kg KG/die); bei Penicillin-Allergie; Erythromycin (z.B. duraerythromycin® 500 3 × 1 bis 2 Tbl./die; bei Kindern z.B. Monomycin® Saft oder Pädiatrocin® Trockensaft 3–4 × 50 mg/kg KG/die ab 1. Lebensjahr).

Bei penicillinasebildenden Haemophilusstämmen (Antibiogramm!) muß ein Betalaktamasehemmer verordnet werden wie z.B. Augmentan® 3 × 1–2 Tbl./die, bei Kindern z.B. Augmentan® Trockensaft entsprechend Alter und KG dosiert.

Prognose
In bezug auf das Mittelohr gut. Ohne Antibiose droht eine Nekrose von Trommelfell und Gehörknöchelchen. Häufige Folge ist die Entstehung eines Cholesteatoms.

Mastoiditis

Die Mastoiditis ist die häufigste Komplikation der akuten Otitis media. Bei jeder Mittelohrentzündung ist die Schleimhaut des Warzenfortsatzes mitbeteiligt, bei der Mastoiditis ist darüber hinaus der Knochen betroffen. Es kommt zu einer eitrigen Einschmelzung des Knochens, die auf die Pyramidenspitze (Petrositis) und die Zellen der Jochbogenwurzel (Zygomatizitis) übergreifen kann.

Die Patienten leiden unter zunehmenden Ohrenschmerzen mit Klopfen im Ohr, Wiederauftreten der Sekretion und Zunahme der Schwerhörigkeit. Sie haben Fieber und sind schwer krank, die BSG ist maximal beschleunigt (oft über 100 in der ersten Stunde). Nicht selten ist eine ungenügende antibiotische Behandlung einer akuten Otitis media vorausgegangen. Eine Mastoiditis wird durch mangelhafte Belüftung der Mittelohrräume über die Tube und der Warzenfortsatzzellen über das Antrum begünstigt. Zur Diagnose führen die retroaurikuläre Rötung und Schwellung mit abstehender Ohrmuschel und Schmerzen im Bereich des Mastoids. Das Trommelfell ist verdickt, häufig schollig und getrübt. Röntgenologisch (Schüller): Trübung des Mastoids und z.T. Einschmelzung.

In Abhängigkeit vom Stadium und der Ausbreitung der Entzündung kann sich im Bereich des Planum mastoideum ein subperiostaler Abszeß ausbilden. Liegt eine Zygomatizitis vor, ist die Region über der Jochbogenwurzel geschwollen, so daß an eine Kiefergelenkentzündung gedacht werden kann. Ein Durchbruch der Entzündung über die Mastoidspitze in die Halsweichteile führt zu einer Schwellung unter dem kranialen Ansatz des M. sternocleidomastoideus mit Schiefhals (Bezold-Mastoiditis).

Da aufgrund der anatomischen Bedingungen Kinder eher als Erwachsene eine Mittelohrentzündung bekommen, tritt auch die Mastoiditis bei Kindern häufiger auf als bei Erwachsenen.

Therapie

Mastoidektomie. Die Therapie der Wahl ist die Mastoidektomie. Von einem retroaurikulären Schnitt aus wird der krankhaft veränderte Knochen im Warzenfortsatz entfernt und eine breite Verbindung zwischen Antrum und ausgefrästem Mastoid geschaffen.

Das Mastoid wird drainiert; das Drainageröhrchen wird aus dem Mastoid entfernt, wenn die Sekretion versiegt ist (etwa nach 3 Tagen).

Parazentese. Zur Operation gehört auch eine Parazentese, damit das eitrige Sekret aus dem Mittelohr abgesaugt werden kann und die Mittelohrräume belüftet werden.

Liegt auf der Gegenseite ein Erguß vor, sollte auch hier die Parazentese erfolgen.

Tubenventilation. Zusätzlich abschwellende Nasentropfen (z. B. Otriven® 0,1 % 4 × 4 Tr./die, bei Kleinkindern Otriven® 0,05 % 4 × 2 Tr./die). Bei Kindern muß auch an die Möglichkeit vergrößerter Adenoide gedacht werden. Es empfiehlt sich, in einer Sitzung die Adenotomie mitvorzunehmen (Aufklärung der Eltern erforderlich).

Entzündungen — 53

Antibiose. Die meist schon vor der Operation eingeleitete antibiotische Behandlung wird mit Breitspektrumpenicillin durchgeführt wie Amoxicillin (z.B. Amoxi Wolff® 500 oder Amoxicillin-ratiopharm® 500 3-4 × 1-2 Tbl./die bei Erwachsenen; bei Kindern 50-100 mg/kg KG/die); bei Penicillin-Allergie: Erythromycin (z.B. duraerythromycin® 500 3 × 1-2 Tbl./die; bei Kindern z.B. Monomycin® Saft oder Paediathrocin® Trockensaft 3-4 × 50 mg/kg KG/die ab 1. Lebensjahr). Bei ausgeprägtem Befund intravenöse antibiotische Behandlung. Das Antibiotikum muß unter Umständen entsprechend dem Antibiogramm des während der Operation entnommenen Abstriches gewechselt werden. Die alleinige antibiotische Therapie ist bei einer typisch ausgeprägten Mastoiditis nicht zulässig. Abgekapselte Eiterherde können fortbestehen und zu schwerwiegenden Komplikationen führen (s. u.).
Bei Fazialislähmung: Zusätzlich Fazialisbegleittherapie (s. S. 105).

Prognose

Bei adäquater Behandlung ist die Prognose der Mastoiditis gut. In diesem Fall kommt es zur Ausheilung mit Erhalt des normalen Hörvermögens.
Bei ungenügender Behandlung (z.B. Beschränkung auf konservative Therapie) kann sich die Entzündung trotz Antibiose innerhalb des Felsenbeines ausbreiten und zu einer diffusen **Labyrinthitis** mit irreversiblem Funktionsverlust des Hör-Gleichgewichtsorganes führen.
Eine **Fazialisparese** kann durch die Ausbreitung der Entzündung im Fazialiskanal hervorgerufen werden.
Bricht die Entzündung in den perisinösen Raum ein, entsteht ein perisinöser Abszeß, aus dem sich über eine Periphlebitis die Sinusphlebitis und die **Sinusthrombose** mit der Gefahr der Sepsis entwickelt.

Durch Arrosion des Knochens zur mittleren oder hinteren Schädelgrube kann die Entzündung in das Schädelinnere eindringen und zu einer **Meningitis** oder einem **Hirnabszeß** im Bereich des Temporallappens oder des Kleinhirns führen.

Okkulte Mastoiditis, okkulte Antritis des Säuglings

Bei Säuglingen und Kleinkindern kann bei Bauchschmerzen, Appetitlosigkeit und Fieber (nicht obligat) eine okkulte Mastoiditis oder Antritis die Ursache sein. Vorausgegangen ist eine subklinische Otitis, die zu einer periantralen Osteomyeolitis geführt hat.

Therapie
Antrotomie.

Prognose
In der Regel überraschend schnelle Erholung des AZ des Säuglings nach Antrotomie.

Chronische Otitis media mesotympanalis, chronische Schleimhauteiterung

H.-P. Zenner

Ätiologisch unklare »Schwäche« der Schleimhaut von Mittelohr und Warzenfortsatz mit der Folge einer zentralen Trommelfellperforation. Bei einem Teil der Patienten kommt es zur rarefizierenden Ostitis der Gehörknöchelchen. Die Folge ist eine Schalleitungsschwerhörigkeit. Häufig ist ein Ausfluß aus dem Trommelfelldefekt. Röntgenologisch (Schüller) Pneumatisationshemmung; selten gute Pneumatisation, dann jedoch in der Regel Verschattung.

Entzündungen —— 55

Therapie

Bei trockenem Ohr und durchgängiger Tube: Tympanoplastik. Mikrochirurgische Mittelohroperation (s. Abb. 3.2 und Meth. 3.1) zum Verschluß des Trommelfells und zum Wiederaufbau der Gehörknöchelchenkette, wodurch gleichzeitig die Entzündung saniert wird.
Bei Tubenverschluß: Fahndung nach Ursache der Tubenventilationsstörung. Adenoide beim Kind entfernen; Nasen-, Choanal-, Siebbeinpolypen operieren; atembehindernde Septumdeviation und Nasenmuschelhyperplasie operativ korrigieren; Mißbildungen (Lippen-Kiefer-Gaumen-Spalte) korrigieren. Entzündliche Schwellung der Tubenschleimhaut konservativ vorbehandeln: α-Sympathomimetikum (z.B. Otriven® Nasentropfen 0,1 %, 4 × 4 Tr./die im Liegen, bei Kindern 0,05 %); zusätzlich α-Sympathomimetikum auch in Kombination mit Kortison als Ohrentropfen applizieren und mit dem Politzer-Ballon (ärztliche Handlung) mittels Luftdruck durch die Perforation in Mittelohr und Tube drücken. Sobald die Tube durchgängig ist, kann die Tympanoplastik erfolgen.
Bei Sekretion des Ohres: Zunächst konservative Operationsvorbereitung durch sekretionshemmende Therapie. Dreimal täglich Reinigung des Ohres mit H_2O_2 3 % (50 ml als Ohrentropfen mit Pipette verschreiben). Bei nur geringer Sekretion ist diese Medikation nicht (mehr) nötig. Anschließend desinfizierende Behandlung dreimal täglich, z.B. mit Dequaliniumchlorid (s. Rezeptur S. 26) oder Resorzin-Alkohol 3 % oder Kaliumpermanganat 1 ‰. Nach Sistieren der Sekretion: Tympanoplastik (Abb. 3.2 und Meth. 3.1).
Bei akuter Exazerbation (akute Superinfektion mit massiver purulenter Sekretion): Abstrich, vor Erhalt des Antibiogramms systemische Therapie mit Amoxicillin (z.B. Amoxi-Wolff® 500 oder Amoxicillin-ratio-

pharm® 500 3–4 × 1–2 Tbl./die bei Erwachsenen; bei Kindern 100 mg/kg KG/die); bei Penicillin-Allergie: Erythromycin (z. B. duraerythromycin® 500 Tbl. 3 × 1–2 Tbl./die; bei Kindern z. B. Monomycin® Saft oder Paediathrocin® Trockensaft 3 × 50 mg/kg KG/die ab 1. Lebensjahr) oder Cotrimoxazol (z. B. Eusaprim® 2 × 2 Tbl./die, Cotrim-ratiopharm® 2 × 2 Tbl./die). Umstellen nach Antibiogramm.
Die lokale Gabe von aminoglykosidhaltigen Ohrentropfen ist wegen der Ertaubungsgefahr immer kontraindiziert. Aufgrund der hohen Allergisierungsrate bei lokaler Anwendung wird auch auf die lokale Anwendung anderer Antibiotika im Normalfall verzichtet. Nur bei nachgewiesener Insuffizienz der systemischen Antibiotikatherapie nach Antibiogramm lokale Antibiotikagabe, z. B. Chloramphenicol-Ohrentropfen (Leukomycin®, Paraxin®, Aquamycetin®), Cefsulodin (z. B. Pseudocef) oder Azlocillin (z. B. Securopen). Vor Applikation der antibiotischen Tropfen Reinigung des Ohres mit H_2O_2-Tropfen. Nach Abklingen der akuten Exazerbation Tympanoplastik.

Prognose

Nach einer Tympanoplastik heilt die chronische Schleimhautentzündung bei normaler Tubenfunktion in mehr als 80% der Fälle aus. **Ohne Operation** schubweiser Verlauf der chronischen Mittelohrentzündung mit Exazerbationen im Abstand von Wochen, Monaten oder Jahren (z. B. Badewasser oder tubogene Infektionen), progrediente Schalleitungsschwerhörigkeit. Lebensbedrohliche Komplikationen sind jedoch kaum zu erwarten. Eine Cholesteatomentstehung ist ungewöhnlich.
Eine Hörgeräteversorgung ohne Tympanoplastik ist häufig nicht möglich, da wegen der Sekretion kein Ohrpaßstück getragen werden kann.
Werden aminoglykosidhaltige Ohrentropfen verwendet, können sie durch das offene Trommelfell in das

Mittelohr eindringen, rundes und ovales Fenster überwinden und das Innenohr direkt schädigen. Folge: Ertaubung.

> ▶ **Meth. 3.1: Hörverbesserung bei chronischen Mittelohrentzündungen**
> **Tympanoplastik.** Das Prinzip der Tympanoplastik (Abb. 3.2) ist die Wiederherstellung des Hörvermögens nach Entfernung der Entzündung. Dabei soll die Pauke vollständig belüftet, das Trommelfell verschlossen sein und eine funktionsfähige Gehörknöchelchenkette (intakt oder rekonstruiert) hergestellt werden.
> **Hörgerät.** Bei unzureichendem Hörerfolg (in ca. 20 %) nach operativ sanierter Entzündung kann ein Hörgerät verordnet werden. Hinsichtlich der Impedanzanpassung ist ein HdO (hinter-dem-Ohr)-Gerät einem IdO (in-dem-Ohr)-Gerät zumeist technisch überlegen.
> **BAHA, PIHA.** Bei normaler Innenohrleistung und gleichzeitiger kontralateraler Schwerhörigkeit kommen auch ein knochenverankertes Hörgerät (bone anchored hearing aid) oder ein teilimplantierbares Hörgerät (partially implantable hearing aid [wiedergabegetreuer als ein konventionelles Hörgerät]) als Alternative zu HdO/IdO in Frage.

Erworbenes Cholesteatom des Mittelohres, chronische Otitis media epitympanalis

Das Cholesteatom ist eine chronische Knocheneiterung mit der Bildung von ortsfremdem, verhornenden Plattenepithel in den Mittelohrräumen. Sie ist häufig bakteriell (Pseudomonas, Proteus) superinfiziert (mit auffälligem Fötor) und geht einher mit einer enzymatischen, osteoklastischen Knochendestruktion. Zumeist besteht ein epitympanaler, jedoch stets randständiger Trommelfelldefekt (Ausnahme: kongenitales

Cholesteatom, Cholesteatom hinter geschlossenem Trommelfell, extrem selten). Der Trommelfelldefekt und die Zerstörung der Gehörknöchelchen führen zur Mittelohrschwerhörigkeit. Das Cholesteatom kann das Labyrinth und den Fazialiskanal erfassen oder nach intrakraniell einbrechen (s. u.).

Therapie

Operation. Die Operation besteht aus zwei Hauptteilen:
1. **Radikaloperation:** Radikale operative Entfernung der Entzündung aus Mittelohr und Mastoid). Die operative Entfernung des Cholesteatoms ist absolut indiziert, um Komplikationen zu vermeiden.
2. **Tympanoplastik.** Anschließend erfolgt die Tympanoplastik (Abb. 3.2 und Meth. 3.1) mit Wiederherstellung des Trommelfells. Ist die Gehörknöchelchenkette defekt, wird die Verbindung zwischen Trommelfell und Steigbügelfußplatte mittels Ossikelreimplantation, Transplantaten oder geeigneten Implantaten (z. B. Keramikimplantat) rekonstruiert. Bei Verlust der hinteren Gehörgangswand kann diese zusätzlich mit Hilfe von Knorpel, Knochen oder Keramik wiederhergestellt werden. Die Tympanoplastik erfolgt in den meisten Fällen in derselben Sitzung wie die Entfernung des Cholesteatoms. Schwierige intraoperative Situationen können den Höraufbau mittels Tympanoplastik in einer zweiten oder dritten Sitzung erforderlich machen. (Den Patienten über

Abb. 3.2 Tympanoplastik in Beispielen. a) Tympanoplastik Typ I mit Schallprotektion des runden Fensters. b) Typ III mit Interposition eines Amboßkörpers zwischen Steigbügel und Hammer (sog. Steigbügelerhöhung). c) Typ III mit Interposition eines Keramik-PORP (partial ossicular replacement prothesis). d) Typ III mit Keramik-TORP (total ossicular replacement prothesis) zwischen Stapes-Fußplatte und Paukenabdeckung (sog. Columella). e) Typ IV mit Schallankopplung an ovales Fenster und Schallprotektion des runden Fensters.

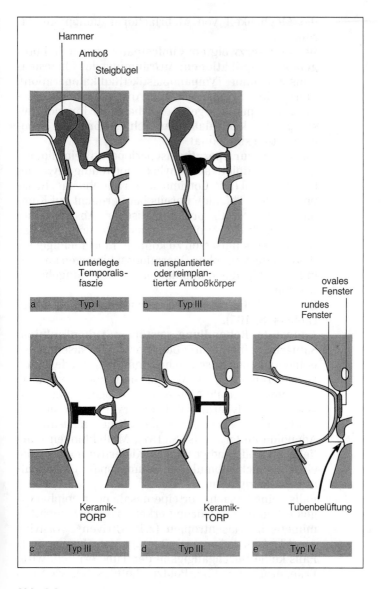

Abb. 3.2

die Möglichkeit von Mehrfachoperationen aufklären!).

Bei sehr verzweigtem Cholesteatom sowie bei otogenen Komplikationen: Ausräumung des Cholesteatoms z. T. ohne Tympanoplastik (Radikaloperation). Falls keine Tympanoplastik: Anschließend Versorgung mit einem Hörgerät oder bei guter Innenohrleistung und kontralateraler Schwerhörigkeit: Knochenleitungsimplantat.

Zusätzlich zur Operation ist perioperativ eine liquorgängige Antibiotikaprophylaxe notwendig etwa mit Cotrimoxazol (z. B. Cotrimoxazol-ratiopharm®, Eusaprim® 2 × 2 Tbl./die). Bereits bei Verdacht auf Komplikationen (s. u.) präantibiotischer Abstrich, um nach Erhalt des Antibiogramms gegebenenfalls das Antibiotikum umsetzen zu können. Eine alleinige Antibiotikatherapie ohne Operation ist hingegen kontraindiziert, da die Komplikationen nicht aufgehalten werden.

Bei Fazialislähmung: Zusätzlich Fazialisbegleittherapie (s. S. 105).

Adjuvante Behandlung gestörter Tubenfunktion: Sanierung einer Ventilationsstörung in Nasenhaupthöhle und/oder Nasenrachenraum [Septumdeviation korrigieren (s. S. 143), Nasenmuschelhyperplasie verkleinern, nasale Allergie oder exogene und endogene nasale Hyperaktivität konservativ behandeln (s. S. 118), Polyposis entfernen]. Bei Kindern zusätzlich: Adenoide entfernen (s. S. 187), Mißbildungen (partielle bis vollständige Lippen-Kiefer-Gaumen-Spalte einschließlich submuköser Gaumenspalte), Choanalatresie korrigieren.

Falls keine Ursache für eine nasale oder epipharyngeale Ventilationsstörung erkennbar ist: Sympathomimetische Nasentropfen (z. B. Otriven®, Nasivin® 4 × 3 Tr./die). Präoperativ 3 × tägl. Valsalvamanöver. Falls keine Durchgängigkeit der Tube erreicht wird: Präoperativ 1 × tägl. Politzer-Luftdusche, eventuell

Tubenkatheter. Postoperativ Valsalva, Politzer oder Tubenkatheter nach Maßgabe des Operateurs fortsetzen (zumeist ab 4.–8. Tag postoperativ).

Prognose

Ohne Operation z. T. lebensbedrohliche Komplikationen: Labyrinthitis, Ertaubung, Schwindel mit nachfolgender Meningitis, Sinusthrombose und Phlebitis mit nachfolgender Sepsis, Sub- oder Epiduralabszeß mit und ohne Meningitis, Hirnabszeß in mittlerer oder hinterer Schädelgrube (Temporallappen, Kleinhirn). Konservative Behandlungsmaßnahmen dienen nur zur Vorbereitung oder Begleitung der dringlichen Operation.

Nach Operation: Das operierte, komplikationslose Cholesteatom hat eine gute Prognose.

Beim Diabetiker sind besonders schwere Verlaufsformen mit gehäuft auftretenden Komplikationen möglich. Auch ist die Entstehung einer subklinisch verlaufenden Petrositis mit nachfolgendem Epi- und Subduralabszeß möglich (prognostisch schlecht). Ein gestörter oder verzögerter postoperativer Heilungsverlauf tritt gehäuft auf.

4 Innenohr

Cochlea
Cochleäre Schwerhörigkeit
Hörsturz
H.-P. Zenner

Hörsturz ist ein Symptom, keine Diagnose: Es handelt sich um eine plötzliche Innenohrschwerhörigkeit oder Ertaubung (in der Regel einseitig) ohne diagnostizierbare Ursache.

Therapie

Akutbehandlung: Es ist eine angesichts der unbekannten Ursache polypragmatische Behandlung durchzuführen. Sie besteht in der Herausnahme aus der häuslichen und beruflichen Umgebung (z.B. stationäre Aufnahme oder mehrstündige ambulante Bettruhe) sowie in einer täglichen mehrstündigen innenohraktiven Arzneimittelgabe per infusionem [z.B. Procain (Novocain® 400–700 mg/die, Procain-Steigerwald® 400–1000 mg)] in aufsteigender Dosierung über 4–6 h und/oder Glukoseinfusionen. Alternativ oder in Kombination mit den oben genannten Arzneimitteln kommt eine Plasmaviskositätserniedrigung mit Hydroxyäthylstärke MG 200 000 (HAES 10%, 500 ml), Pentoxifyllin (z.B. Trental®) oder Naftidrofurylhydrogenoxalat [Dusodril®] in Frage.

Eine gefäßerweiternde Therapie ist kontraindiziert, da eine Erweiterung präkapillärer arteriovenöser

Anastomosen in der Stria vascularis eine unerwünschte Verschlechterung der kapillären Durchblutung hervorrufen kann. Grenzstrangblockaden (Nebenwirkungen!) und hyperbare Sauerstofftherapie (in der Regel nicht notfallmäßig zugänglich) sind umstritten.

Therapieumstellung: Die Akutbehandlung wird unter täglicher oder zweitäglicher audiologischer Kontrolle durchgeführt. Wird innerhalb der ersten fünf bis zehn Tage therapeutisch keine Besserung des Hörvermögens erzielt, so ist eine Änderung der Therapie zweckmäßig. Wurde beispielsweise mit Procain-Infusionen begonnen, so kann ein Umsetzen auf Pentoxifyllin-Infusionen (z. B. Trental®) zur Besserung führen.

Nach notfallmäßiger Therapieeinleitung: Versuch, die Genese des plötzlichen Hörverlustes zu klären, z. B. Endolymphhydrops, Akustikusneurinom (s. S. 95), HWS-Syndrom, vertebrocochleäres Syndrom, autoimmunes Geschehen, Labyrinthfistel, um gegebenenfalls eine kausale Therapie durchzuführen.

Nachsorge: Nach dem stationären Aufenthalt folgt eine bis zu drei Monate dauernde Anschlußtherapie mit Pentoxifyllin (z. B. Trental® 400 3 × 1 Drg./die) oder Naftidrofurylhydrogenoxalat (Dusodril retard® 2 × 1 Drg./die).

Therapieverweigerer: Bei Verweigerung einer stationären oder mehrstündigen ambulanten Therapie kann der Versuch einer oralen Behandlung mit Pentoxifyllin (z. B. Trental® 400 3 × 1) oder Naftidrofurylhydrogenoxalat (z. B. Dusodril retard® 2 × 1 Drg./die) versucht werden. Nachteil der oralen Therapie ist ohne Zweifel, daß der Patient in seinem üblichen Umfeld verbleibt und in der Regel die notwendige Ruhe, die Teil der Behandlung ist, nicht gewinnen kann.

Prognose

Spontanremissionen ohne Therapie sind möglich. Bei sofortigem Behandlungsbeginn besteht mehrheitlich eine gute Prognose (außer bei Ertaubung, Diabetes mellitus und hohem Lebensalter) mit partieller, selten vollständiger Restitution des Hörvermögens.

Hörsturzrezidive sind selten. Ausnahmen bestehen im Kindesalter (s. S. 90). Sie sind dann nicht selten genetisch determiniert. Beim Erwachsenen handelt es sich dann zumeist um ein fluktuierendes Hörvermögen beim rezidivierenden Endolymphhydrops.

Presbyakusis, Schwerhörigkeit im Alter
H.-G. Kempf

Für den vornehmlich die hohen Frequenzen betreffenden Hörverlust im Alter, von dem überwiegend Männer betroffen sind, werden weniger allgemein biologische oder erbliche Faktoren verantwortlich gemacht, vielmehr trägt die jahrzehntelange **zivilisatorische Schallexposition** offenbar wesentlich zum Hörverlust bei. Naturvölker kennen praktisch keine Presbyakusis. Die Presbyakusispatienten klagen zumeist über Sprachverständigungsschwierigkeiten (»Partyeffekt«), eine verminderte Aufnahme hoher Töne, sowie über Ohrgeräusche.

Therapie

Der Verlust von Haarzellen und Neuronen läßt sich durch Medikamente nicht rückgängig machen. Die Therapie der Wahl ab beidseitiger mittelgradiger Schwerhörigkeit ist die Hörrehabilitation mit einem **Hörgerät**. Bei noch manuell geschickten Kranken auch auf beiden Ohren. Wichtig sind auch **technische Hilfsmittel** für spezielle Situationen wie Telefonieren, Vorträge etc. (beim Hörgeräteakustiker).

Durch **Besserung des Allgemeinzustandes** läßt sich bei manchen älteren Menschen auch die Sprachkognition verbessern.

Prognose

Ohne Rehabilitation führt der Sprachdiskriminationsverlust häufig in die soziale Isolation.

Akustische Hörschäden, Lärmschwerhörigkeit
H.-P. Zenner

Knalltrauma

Das Knalltrauma entsteht durch einmalige oder wiederholte Einwirkung einer sehr starken und steil ansteigenden Schalldruckwelle, deren Druckspitze 160 bis 190 dB und mehr erreichen kann. Dauer und Anstiegsphase der Druckwelle sind sehr kurz (1 bis 3 msec). Dadurch bleibt das Trommelfell intakt und es tritt eine ausschließliche Schädigung des Innenohres auf.

Neben anderen möglichen Folgen nimmt man an, daß dabei die äußeren Haarzellen eher und häufiger geschädigt werden als die inneren Haarzellen. Das Ausmaß der Schädigung hängt ab vom Schallspektrum, von der Amplitude (Lautstärke) und von der Dauer der Einwirkung. Der Schall führt zu direkten mechanischen Schäden der Sinneszellen oder durch akustische Überlastung zu Stoffwechselstörungen. Das Ohr kann sich zwar dem Schalldruckpegel in erstaunlich weiten Grenzen anpassen, je nach Intensität und Dauer des Knall- oder Explosions- oder Lärmtraumas kommt es aber zu vorübergehenden oder bleibenden Ausfällen.

Die häufigsten Ursachen sind Schießübungen mit Handfeuerwaffen (Gewehr, Pistole, Panzerfaust) und Geschützen, ferner Bolzenschußgeräte. Die Schädigung ist oft auf dem der Schallquelle zugewandten Ohr stärker ausgeprägt als auf der anderen Seite. Subjektiv empfindet der Geschädigte sofort eine Vertäubung beider Ohren, verbunden mit Ohrensausen, oft auch stechende Schmerzen. Die Schädigung betrifft in der Regel die hohen Frequenzen von 4000–6000 Hz.

Therapie
>wie beim Hörsturz (s. S. 62). Bei bleibendem Tinnitus s. S. 70.

Akutes Lärmtrauma
Das akute Lärmtrauma mit Innenohrschwerhörigkeit und eventuell mit Tinnitus entsteht durch die Einwirkung exzessiv hoher, weitgehend gleichbleibender Schalldruckpegel über die Dauer einiger Minuten oder länger. Der Schalldruckpegel liegt zwischen 130 und 160 dB oder mehr. Es handelt sich fast immer um unvorhergesehene Zwischenfälle, denen das betroffene Ohr ungeschützt ausgesetzt ist. Häufig sind dies Arbeitsunfälle durch ausströmende Gase oder Dampf, wie bei Düsenaggregaten, an Kesseln oder Gasdruckleitungen.

Therapie
>Stationäre Behandlung wie beim Hörsturz (s. S. 62). Bei bleibender beidseitiger Innenohrschwerhörigkeit kann ein Hörgerät indiziert sein. Bei bleibendem Tinnitus s. S. 70.

Prognose
>Die Schwerhörigkeit und der Tinnitus sind immer sofort nach Beendigung der Lärmexposition spürbar und oft hochgradig. Danach tritt in vielen Fällen innerhalb von Stunden oder Tagen eine Besserung ein. Je fortgeschrittener die Lärmschwerhörigkeit, desto schlechter ist allerdings die Prognose. Auch vollständige Ertaubung ist möglich, ihre Prognose ist schlecht.

Chronische Lärmschwerhörigkeit

Als Berufskrankheit anerkannt wird Schwerhörigkeit aufgrund jahrelanger, immer wiederkehrender Tätigkeit bei einem Lärmpegel ab 85 dB (A) (z. B. Kesselschmiede, Motorenprüfstände, Schlosser, Schreiner, Flugzeugmotorenmechaniker etc.). Die Symptomatik kann eher uncharakteristisch sein wie z. B. Druckgefühl im Ohr oder als wiederholtes akutes Lärmtrauma mit Besserung über Nacht oder während des Wochenendes beginnen. Später tritt keine Erholung mehr ein, sondern es kommt zur langsam progredienten Hörverschlechterung evtl. mit Tinnitus. Die Hörprüfung ergibt bei Anfangsstadien eine C^5-Senke, später einen zunehmenden Hochtonverlust. Histologische Untersuchungen der Cochlea zeigen Degenerationen der Haarzellen und der zugehörigen Nervenfasern.

Therapie

Im Anfangsstadium kann eine stationäre Behandlung wie beim Hörsturz (s. S. 62) durchgeführt werden. Äußerst wichtig ist die sofortige Prophylaxe durch ausreichenden Schallschutz (Lärmschutzkapseln, Headsets), gegebenenfalls ist ein Arbeitsplatzwechsel durchzuführen (evtl. Hörgeräte).

Prognose

Die individuelle Lärmempfindlichkeit ist sehr unterschiedlich: Bei jahrelanger Anamnese und bereits bestehendem Hochtonabfall ist mit einer Erholung nicht mehr zu rechnen.

Prophylaxe

Immissionsschutz beim Patienten durch Lärmschutzkapseln (gegebenenfalls mit Funkausstattung). Warnung des Patienten durch Kennzeichnung der Lärmarbeitsplätze (vorgeschrieben!). Bei Verdacht auf Lärmschwerhörigkeit besteht **Meldepflicht** (Berufsgenossenschaft).

Einstellungs- und Überwachungsuntersuchungen sind bei Arbeitern, die besonderer Lärmbelastung ausgesetzt sind, vorgeschrieben. Besser: Schutz durch Reduktion der Lärmemission.

Gehörlosigkeit im Erwachsenenalter, beidseitige Taubheit

R. Arold

Gehörlosigkeit im Erwachsenenalter führt im Gegensatz zur prälingualen Gehörlosigkeit nicht zum Verstummen, sondern zu einer Sprechstörung mit folgenden Symptomen: Undeutliche und verwaschene Lautbildung. Hochgradige Entstellung der Sprechakzente mit rhythmischer, melodischer und dynamischer Verzerrung.

Artikulationsbemühungen gehen mit relativ hohem Kraftaufwand und übertriebenen unkoordinierten Artikulationsbemühungen vor sich. Auch ist eine Verlangsamung des Sprechtempos mit Näseln möglich.

Therapie

Sprechtraining. Spätertaubte Patienten sollten so frühzeitig wie möglich einem Sprechtraining zugeführt werden, wodurch sie befähigt werden, die hörbedingte Kommunikationsstörung durch visuelle und kinästhetische Sinnesempfindung soweit wie möglich zu kompensieren. Dieses geschieht im Rahmen von Mundablesekursen und Artikulationsunterricht, durchgeführt von Logopäden, Hörbehinderten- oder Sprachheilpädagogen. Es werden auch mehrwöchige Intensiv- und Blockkurse in speziellen Reha-Einrichtungen angeboten.

Cochlea-Implant ist ein operatives Implantationsverfahren, das mit akustisch ausgelöster elektrischer

Reizung des Hörnerven die Vermittlung auditiver Eindrücke bei gehörlosen Patienten erreicht (Abb. 4.1). Die operative Versorgung mit einem Cochlea-

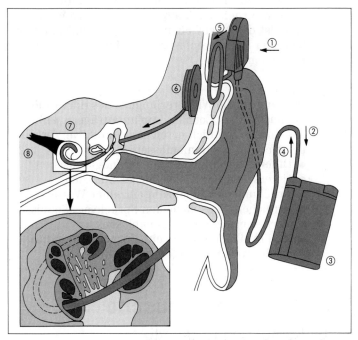

Abb. 4.1 Cochlear Implant. Die Abbildung zeigt die prinzipielle Arbeitsweise eines Cochlea-Implants. Mit einem Mikrofon (1) wird der Schall aufgenommen und über ein Kabel (2) einem Sprachprozessor (3) zugeführt. Dort werden die Sprachsignale mit gespeicherten Patientendaten vermischt und zu einem Radiosignal aufbereitet, das über das Kabel (4) zur Sendespule (5) geleitet wird. Das Signal wird drahtlos zur Empfängerspule des Implantates (6) gesendet. Die Informationen werden entschlüsselt und es wird ein Reiz auf einem Elektrodenpaar (7) ausgelöst. Dadurch wird der Hörnerv (8) elektrisch aktiviert und der Patient hat einen Höreindruck. 4 bis 5 Wochen nach der Operation beginnt das Hörtraining, welches bis zu 12 Monaten dauern kann.

Implant wird in der Regel nur bei postlingualer beidseitiger Ertaubung durchgeführt. Die Implantation wird so früh wie möglich nach Ertaubung vorgenommen. In Frage kommen des weiteren nur solche Patienten, bei denen keine Hörreste vorhanden sind und die auch mit Hörgerät keine Hintergrundgeräusche mehr wahrnehmen können. Eine weitere Voraussetzung ist der Nachweis noch ausreichend funktionstüchtiger Hörnervenfasern und eine gute sprachliche Kompetenz.

Prognose

In Bezug auf die Wiedererlangung des Hörvermögens ungünstig. Bei Cochlea-Implantatträgern läßt sich das durchschnittlich erreichbare auditive Verständnis wie folgt zusammenfassen:
- Differenzierung von Hintergrundgeräuschen
- Unterscheidung menschlicher Stimmen
- Erhöhung der Silbenzahl einzelner Worte
- Erreichen eines partiellen Sprachverständnisses
- Verbesserung des Lippenablesens
- In Einzelfällen wird ein Sprachverständnis erreicht, welches Telefonieren ermöglicht.

Tinnitus, Ohrgeräusche

H.-G. Kempf und F. Zanetti

Objektiver Tinnitus, objektive Ohrgeräusche

Objektiv nennt man einen Tinnitus, wenn er vom Untersucher zu hören (z. B. mittels Ohrstethoskop) oder durch andere Techniken objektivierbar ist.

Es handelt sich um Geräusche, die in der Regel auf pathologischen Veränderungen des Gefäßsystems im Kopf-/Halsbereich beruhen (z. B. Glomustumor, Stenose der Aa. carotis oder vertebralis, intrakranielle a. v. Fistel) oder auf tonisch-klonische Kontraktionen der velopalatinalen Muskulatur oder der Mittelohrmuskeln (M. tensor tympani, M. stapedius) zurückzuführen sind.

Therapie

Bei Ursachen ohne Krankheitswert (z. B. hochstehender Bulbus venae jugularis, a. v. Shunt durch Emissarien): Aufklärung über Harmlosigkeit.
Glomustumor, intrakranielle a. v. Fistel, Karotis- bzw. Vertebralisstenose, Subclavian-steal-Syndrom; ACAI-Schlinge, intrakranielle Angiome: Operation, ggf. nach Rücksprache und in Zusammenarbeit mit Gefäß- und Neurochirurgen.
Bei Mittelohrmyoklonien: Antikonvulsiva, z. B. Carbamazepin (Tegretal®, 2 × 1–3 Tbl./die einschleichend), evtl. in Kombination mit Biperiden (Akineton®) oder Benserazid (Fa. MSD Sharp & Dohme) oder Baclofen (z. B. Lioresal® 30–80 mg/die).
Bei therapierefraktären Mittelohrmyoklonien: Tympanoskopie und Durchtrennung der Stapediussehne oder des M. tensor tympani.

Prognose

Sofern Operation erfolgreich, gute Prognose, sonst zweifelhaft.

Subjektiver Tinnitus

Der subjektive Tinnitus tritt häufig in Verbindung mit einer kochleären Schwerhörigkeit (z. B. progrediente Perzeptionsschwerhörigkeit, Morbus Ménière, Lärmschwerhörigkeit, Presbyakusis) auf. Ein positives Rekruitment weist auf eine kochleäre Genese hin. Ohrgeräusche können jedoch auch alleiniger Ausdruck einer kochleären oder retrokochleären Schädigung sein.

Symptomatischer Tinnitus, toxischer Tinnitus

Erkrankungen mit Tinnitus als Begleitsymptom sind in Tab. 4.1 aufgeführt. Wichtige Ursache eines toxischen Tinnitus sind Arzneimittel (z. B. Acetylsalicylsäure).

Therapie

Symptomatischer Tinnitus: Falls möglich, Therapie der jeweiligen Grundkrankheit; falls nicht möglich oder insuffizient, Therapie wie bei idiopathischem Tinnitus (s. S. 75).
Toxischer Tinnitus: Karenz, z. B. Absetzen der Acetylsalicylsäure.

Tab. 4.1 Krankheiten mit Tinnitus als Begleitsymptom

Mittelohr:	akute Mittelohrentzündung Otosklerose Seromukotympanon Myokolonien	Barotrauma Glomustumor Tubenfunktionsstörung
Innenohr:	Hörsturz Kapselotosklerose M. Ménière Lermoyez-Syndrom ototoxische Medikamente	Labyrinthitis Z. n. Commotio labyrinthi Caissonkrankheit Knalltrauma Presbyakusis immunolog. vermittelte Innenohrstörung
Hörbahn; **ZNS**	Akustikneurinom Meningitis (basal) Encephalitis disseminata Encephalitis infectiosa Hirntumoren Angiome a. v.-Shunt	Gefäßstenosen Bulbushochstand
Sonstige:	HWS-Syndrom Kiefergelenksmyarthopathie Hpyertonie Herzvitien Anämie, Polyzythämie	

Vertebragener Tinnitus

In einigen Fällen können Ohrgeräusche durch Veränderungen der Halswirbelsäule verursacht sein. Dabei spielen funktionelle Störungen der Kopfgelenke und des Segments C 3/C 4 eine Rolle. Sehr selten kommt es aufgrund degenerativer Veränderungen zur Stenosierung der A. vertebralis und dadurch bedingter Strömungsgeräusche zu pulssynchronen Ohrgeräuschen.
Der Verdacht auf vertebragenen Tinnitus besteht, wenn das Ohrgeräusch bewegungs- bzw. lageabhängig auslösbar oder beeinflußbar ist, wenn das Ohrgeräusch einseitig auftritt und wenn Normalhörigkeit besteht. Ein Ohrgeräusch in Verbindung mit einer Schwerhörigkeit ist nicht durch die Behandlung der Halswirbelsäule zu beeinflussen.
Schließlich gibt das Alter einen Hinweis auf einen fraglichen vertebragenen Zusammenhang: Insbesondere im Kindes- bzw. Adoleszentenalter muß beim Vorliegen eines Ohrgeräusches an die Verbindung zur Halswirbelsäule gedacht werden.

Therapie

Verordnung krankengymnastischer Übungsbehandlung, evtl. mit Eisauflage. Im Kindesalter muß auf die Korrektur von Haltungsfehlern besonders geachtet werden. Da in manchen Fällen einem Haltungsfehler im Kindesalter eine Skoliose ursächlich zugrunde liegt, ist in jedem Fall ein Orthopäde hinzuzuziehen. Muskuläre Verspannungen und Fehlhaltungen werden unterstützt durch die in den Schulen heute vorhandenen flachen Schulbänke. Eine Korrektur der Sitzhaltung und evtl. die Anschaffung eines Schrägbrettes als Schreibunterlage muß mit dem Orthopäden besprochen werden.

Prognose

Ein vertebragenes Ohrgeräusch wird bei gezielter Behandlung sehr rasch verschwinden, so daß oft ex juvantibus die Diagnose »vertebragener Tinnitus« gestellt werden kann. Bei chronischen Prozessen bzw. bei komplizierten mechanisch-funktionellen Halswirbelsäulenveränderungen ergibt sich zumindest eine Beeinflußbarkeit des Ohrgeräusches, wenn tatsächlich ein vertebragener Faktor vorliegt.

Tinnitus bei Kiefergelenksmyarthropathie, Costen-Syndrom

Störungen der Gelenk- und Muskelfunktion des Kiefergelenks können über neurale Verschaltungen Ohrgeräusche auslösen bzw. triggern. Eine zahnärztlich gnathologische Untersuchung kann Zusammenhänge aufdecken bzw. wahrscheinlich machen.

Therapie

Behandlung des Kiefergelenkes bzw. vorhandener Okklusionsstörungen durch den gnathologischen Zahnarzt mit Übungsbehandlung, Zahnsanierung, Aufbißschiene, Infiltrationsanästhesie von Schmerzpunkten u. ä.

Prognose

Ein vollständiges Verschwinden des Tinnitus ist selten. Eine Besserung der Gesamtbeschwerdesituation mit Reduktion der subjektiv empfundenen Tinnituslautheit ist möglich.

Akuter idiopathischer Tinnitus

Jeder akute idiopathische Tinnitus mit oder ohne begleitende Hörstörung muß als Hörsturzäquivalent angesehen und behandelt werden.

Therapie
Wie beim Hörsturz (s. S. 62). Zusätzlich Tinnitus-Counseling (s. S. 76).

Prognose
Bei unverzüglichem Therapiebeginn kann bei ungefähr 50 % der Patienten der Tinnitus zum Verschwinden gebracht werden. Bei einer weiteren großen Gruppe wird ein kompensierter chronischer Tinnitus (s. u.) erreicht. Nur bei wenigen verbleibt ein dekompensierter chronischer Tinnitus (s. S. 76)

Chronischer idiopathischer Tinnitus

Bei chronischen, d.h. länger als 3–6 Monaten bestehenden idiopathischen Ohrgeräuschen richtet sich die Behandlung nach dem Beschwerdebild und dem Leidensdruck des Patienten. Hilfreich ist die Unterteilung in **kompensierten Tinnitus**, d.h. der Patient kann seine Situation bewältigen, und **dekompensierten Tinnitus**, welchem sekundäre Krankheitsfolgen wie Schlafstörungen, Konzentrationsdefizite und psychoneurotische Fehlentwicklungen bis zum Suizid folgen können.

Kompensierter Tinnitus

Therapie
Tinnitus-Counseling (s. S. 76). Eine medikamentöse Behandlung ist nicht notwendig. Im Beratungsgespräch soll der Arzt zunächst zuhören, dann den

Patienten über das Krankheitsbild aufklären und ihm insbesondere Rat und Hinweise zur Prävention einer weiteren Schädigung (s. Prophylaxe), aber auch auf mögliche therapeutische Schritte geben.

Prognose

Gut; der Tinnitus wird jedoch nur in seltenen Fällen verschwinden. Da der Patient sich jedoch mit dem Ohrgeräusch arrangiert hat, tritt es allmählich in den Hintergrund und wird kaum noch als belästigend empfunden.

Prophylaxe

Meiden von Lärm, ototoxischen Medikamenten, tinnitusauslösenden Medikamenten, Nikotin.

Dekompensierter Tinnitus

Der Patient ist durch quälende Ohrgeräusche massiv beeinträchtigt. Es entsteht ein erheblicher Leidensdruck, den der Patient ohne fremde Hilfe nicht bewältigen kann.

Therapie

I. **Tinnitus-Counseling:** Am Beginn jeder Behandlung muß ein ausführliches Gespräch (sog. Tinnitus-Counseling, Meth. 4.1, S. 80) mit dem Patienten stehen. Weiterhin werden die Lebenssituationen angesprochen werden, in denen der Tinnitus als störend (Beruf, Freizeit, Ruhe, Einschlafen, Anspannungssituationen), aber auch als erträglich (Geräuschkulisse, Musik, Meeresrauschen, Springbrunnen, Maschinenlärm, allgemeine Ablenkung, Hörgerätegebrauch, Alkoholgenuß u. ä.) empfunden wird. Aus tinnitusreduzierenden Situationen werden nutzbare Ratschläge (z. B. Meeresrauschen im Urlaub, Tischspringbrunnen für zu Hause, Musikberieselung, Tomatis-Klangtherapie) abgeleitet. In Abhängigkeit von der Anamnese, vom Leidensdruck, vom Hörvermögen und von Begleitursachen (s. u.) wird dem Patienten ein therapeutischer Stufenplan (Tab. 4.2) vorgeschlagen. Häufig ist eine Kombination der einzelnen Möglichkeiten sinnvoll und auch notwendig.

II. Ambulante medikamentöse Therapie: Indikationen sind unproblematische häusliche und berufliche Verhältnisse, geringe Tinnitusdekompensation, Nachbehandlung nach stationärer Therapie. Kalziumantagonisten wie Flunarizin (Sibelium® 2 Tbl. abends) können hilfreich sein, insbesondere wenn der Tinnitus Einschlafstörungen verursacht. Eine Normalisierung gesteigerter Spontanaktivitäten im nervalen Bereich bewirken Antiarrhythmika vom Lidocain-Typ (Xylotocan®, 3 × 400 mg/die oral) sowie Antikonvulsiva, z. B. Carbamazepin (Tegretal® 2 × 1–3 Tbl./die einschleichend dosiert).

III. Stationäre medikamentöse Therapie: Indikationen sind schwerer dekompensierter Tinnitus, tinnitusverschlimmernde häusliche oder berufliche Verhältnisse. Eine stationär durchgeführte innenohraktive Infusionstherapie mit Procain (Novocain® 400–1000 mg/die, ist die einzige Tinnitustherapie-

Tab. 4.2 Methoden für die Behandlung des idiopathischen Tinnitus. Die Methoden sind nicht gleichwertig (s. Text).

- Tinnitus-Counseling
  Meth. 4.1 (S. 80)
- medikamentöse Therapie
  (ambulant/stationär)
  Lokalanästhetika/Antiarrhythmika, Kalziumantagonisten, Rheologika, Antikonvulsiva, Glutamat, Antidepressiva
- akustische Therapie
  Maskertherapie, Hörgeräteversorgung, Tinnitusinstrument, Klangtherapie
- psychotherapeut. Verfahren
  Kognitive Therapie, Entspannungstherapie, autogenes Training, Biofeedback, Verhaltenstherapie
- Selbsthilfe-Gruppe
  Deutsche Tinnitus-Liga

form, die einem Placebo (wenn auch nur gering) überlegen ist. Procain scheint auch eine zentrale Tinnitusgeneration zu hemmen. Die stationäre Therapie kann mit einer Behandlung der Halswirbelsäule (s. u.) sowie mit einer Psychotherapie (s. u.) verbunden werden. Darüber hinaus bewährt es sich, die Möglichkeiten akustischer Therapiehilfen (s. u.) zu überprüfen, um sie bei späterem Bedarf bereits zu kennen. Im klinischen Versuchsstadium befindet sich die Infusionstherapie mit dem Neurotransmitter Glutamat und seinem Antagonisten Glutamat-Diäthylester: Nach dem Ehrenberger-Brix-Schema werden zunächst 20 mg Glutamat-Diäthylester als 0,025%ige Lösung in 0,9%iger Kochsalzlösung mit einer Geschwindigkeit von 5 ml pro Minute intravenös infundiert. Bei Veränderung der Ohrgeräusche (lauter oder leiser) wird die Applikation beendet. Anschließend wird in jedem Fall eine 0,025%ige L-Glutamat-Lösung (0,9% NaCl) über mehrere Stunden appliziert. Bei Nichtansprechen kann die Behandlung nach 3–5 Tagen abgebrochen werden. Bei positivem Effekt kann bis zu 10 Tage lang behandelt werden.

IV. Akustische Therapie: Ein **Tinnitusmasker** kann durch das Einspielen eines Rauschsignals bei 5–20% der Kranken eine Tinnitussuppression und dadurch ein subjektives Verschwinden der Ohrgeräusche bewirken. Bei gleichzeitig bestehender Perzeptionsschwerhörigkeit kann eine korrekt durchgeführte **Hörgeräteversorgung** den Tinnitus maskieren. Die Kombination eines Tinnitusmaskers mit einem Hörgerät (sog. **Tinnitusinstrument**) ist möglich. Tonale Tinnitusformen bei hochtonbetonter Perzeptionsschwerhörigkeit bieten die günstigste Möglichkeit für diese technischen Verfahren. In Einzelfällen können Musikberieselung, ein Tischspringbrunnen oder eine Klangtherapie (z. B. Tomatis-Klangtherapie) helfen.

V. Psychotherapeutische Verfahren, Bewältigungstherapie: Um dem Patienten einen besseren Umgang mit dem Tinnitus zu ermöglichen, um Konzentrations-, Einschlaf- und Belastungsstörungen zu kompensieren, hat sich das Erlernen von **autogenem Training** bei geeigneten Patienten sehr bewährt. Der Patient hat damit ein unabhängiges, nichtmedikamentöses Verfahren zur Hand, welches er in den entsprechenden Belastungssituationen einsetzen kann. Der Patient muß darüber informiert werden, daß der Tinnitus dadurch nicht verschwindet, er aber den Leidensdruck auf ein erträgliches Maß reduzieren kann. Weitere psychotherapeutische Verfahren sind **Verhaltenstherapie** und **Biofeedback-Training**, welche nach psychotherapeutischer/ psychologischer Indikationsstellung dem Patienten angeboten werden können. Dazu kann ein mehrwöchiger Aufenthalt in einer spezialisierten Kurklinik helfen.

VI. Konservative HWS-Therapie: Als Ergänzungstherapie bei gleichzeitiger HWS-Dysfunktion.

VII. Patientenselbsthilfegruppen: Kann der Patient seinen Tinnitus nicht bewältigen, soll der Arzt auf die Tinnitus-Liga aufmerksam machen.

Prognose

Gelingt es, den **dekompensierten Tinnitus** durch die verschiedenen Maßnahmen in eine erträgliche Form zu überführen, verliert der Tinnitus seinen beherrschenden Stellenwert und der Patient lebt mit seinen Ohrgeräuschen und kann ihn bewältigen. Eine erneute Dekompensation ist möglich und kann zu einer Wiederholung der intensiven Behandlung führen mit dem Ziel, eine Rekompensation zu erreichen. Trotz Einsatz aller therapeutischen Maßnahmen kann der dekompensierte Tinnitus den Patienten in seltenen Fällen zur Suizidalität führen.

> **Meth. 4.1: Counseling bei idiopathischem Tinnitus**
Der Arzt muß sich Zeit nehmen. Er sollte den Gesprächshergang nicht durch seine Fragen bestimmen, sondern dem Kranken Gelegenheit geben, seine eigenen Beschwerden und Krankheitsvorstellungen spontan und ausführlich zu schildern. Der Arzt erfährt, daß die Krankheitshypothesen des Patienten zumeist unzutreffend sind, jedoch vom Kranken z. T. als äußerst bedrohlich empfunden werden.

Die Bedrohlichkeit der (falschen) Tinnitushypothese macht bei vielen Kranken einen wesentlichen Teil des Krankheitswertes des Tinnitus aus. Einem Teil der Patienten wird bis zum Tinnitus-Counseling die Existenz des Tinnitus bei gleichzeitiger subjektiv empfundener Bedrohlichkeit nicht geglaubt. Diese Kranken fühlen sich zusätzlich alleingelassen und verlassen. Das Arztgespräch geht auf die Schilderungen des Kranken ein und umfaßt u. a. folgende Erläuterungen:

- Es gibt Ohrgeräusche, die andere, auch der Arzt, **nicht** wahrnehmen.
- Der Patient leidet an solchen Geräuschen und der Arzt glaubt ihm dies.
- Die Geräusche sind **nicht** Ausdruck eines Hirntumors o. ä., es besteht **keine** Lebensgefahr, keine Apoplexgefahr oder Gefahr einer anderen Hirnstörung. Vielmehr kommen die Geräusche vom Ohr oder vom Hörsystem.
- Der Arzt erklärt dann dem Patienten eine mögliche Ursache seines Tinnitus (z.T. abschätzbar aus den audiometrischen Daten). Dazu muß der Arzt die wichtigsten wissenschaftlichen Tinnitusmodelle kennen.
- **Hilfe für den Kranken** ist fast immer möglich; eine **Heilung der Krankheit** ist allerdings selten.
- Es gibt eine Selbsthilfegruppe (Tinnitus-Liga).

Peripherer Schwindel

Neuronopathia vestibularis (sogenannte Neuronitis vestibularis, akuter einseitiger Vestibularisausfall)

U.-M. Roos

Die Krankheitsursache ist bis heute nicht geklärt. Diskutiert werden z. B. ein infektiöses Agens, eine autoimmunologische Reaktion auf unspezifische Infektionen der oberen Luftwege oder Mechanismen analog zum kochleären Hörsturz.
Die Patienten klagen über plötzlich auftretenden Drehschwindel mit Fallneigung zur betroffenen Seite, der mit heftigen vegetativen Begleiterscheinungen wie Erbrechen einhergehen kann. Prodromi wie kurzdauernder Schwindel und Zephalgien wurden beschrieben. Das Hörvermögen ist jedoch nicht beeinträchtigt. Im Anfall findet man einen horizontalen Spontannystagmus zum gesunden Ohr und eine thermische Unter-, seltener Übererregbarkeit des befallenen Labyrinths. Audiologische Veränderungen sind nicht nachweisbar.

Therapie

Therapeutische Prinzipien, die sich auf die Behandlung peripherer vestibulärer Störungen allgemein beziehen, sind in Tab. 4.3 dargestellt.
In der akuten Phase: Während der ersten Stunden 1 Ampulle Atropin (0,5 mg) i. v. und 1–2 weitere Ampullen über 4–6 Std. per infusionem (Elektrolytlösung). Zusätzlich werden in den ersten 3 Tagen ein Antiemetikum z. B. Sulpirid (Dogmatil®, 2 × 1 Amp./die i. m., maximal 8 Amp./die i. m.), Dimenhydrinat (Vomex® A, bis 4 × 1 Supp./die) sowie ein Sedativum, z. B. Diazepam (Valium®, 3 × 10 mg/die), Triflupromazin (Psyquil®, bis 4 × 10 mg/die i. v. oder oral) eingesetzt. Bei Übelkeit und Erbrechen erneut 1 Ampulle

Tab. 4.3 Therapeutische Prinzipien bei der Behandlung periphervestibulärer Störungen

Antiverginosa, Parasympatholytika • Atropin, Scopolamin • Antihistaminika • Neuroleptika • Belladonnaalkaloide • Tranquilizer, Sedativa	neben Ruhigstellung und Bettruhe symptomatische Behandlung bei allen akuten Schwindelzuständen (z. B. Neuropathia vestibularis, Ménière-Anfall).
Lokalanästhetika • Procain	bei elektrophysiologischen Schäden (z. B. Ménière-Anfall, laterobasale Fraktur, Commotio labyrinthi)
Hämorheologische Therapie • niedermolekulare Dextrane • Hydroxyäthylstärke • Pentoxifyllin • Naftidrofuryl-hydrogenoxalat	bei Krankheitsbildern, bei denen (vorwiegend) eine vaskulär-rheologische Ursache vermutet wird oder eine Toxinausschwemmung erwünscht ist (z. B. Apoplexia labyrinthi, partielle vestibulotoxische Labyrinthschäden, vestibulo-kochleäre Durchblutungsstörung, Embolie)
Beta-Histinderivate	Dauerbehandlung des Morbus Ménière
Antiinfektiöse Therapie	Zur Behandlung gesicherter infektiöser Schwindelursachen (z. B. Zoster oticus, bakterielle Labyrinthitis, Lues, Tbc)
Krankengymnastik • Übungsbehandlung der zentralen Kompensation • Funktionstraining der HWS	postakut bei zeitweiligem oder dauerndem Ausfall eines Gleichgewichtsorgans (z. B. BPLN, Neuropathia vestibularis), bei Minderperfusion oder bei einem HWS-Syndrom mit persitierendem schwerem Schwindel
Selbstübungen des Patienten • Übungsbogen • Tischtennis o. ä. regelmäßig	nach Abklingen der akuten Symptomatik zur zentralen Kompensation bei verbleibendem leichtem Schwindel.
Karenz vestibulotoxischer Noxen • Aminoglykosidantibiotika • Chinin-/Salizylpräparate • CO-Intoxikation • Benzolvergiftung • Nikotin	Bei Exposition gegenüber ototoxischen Substanzen
Immunsuppressiva • Kortikosteroide • Azathioprin	Bei Erkrankungen mit vermuteter autoaggressiver Komponente (z. B. Cogan-Syndrom)
Operative Therapie • reparativ	Eingriffe zur Wiederherstellung des Vestibularorgans (Deckung einer Labyrinthfistel, Entfernung eines Akustikusneurinoms oder KHBW-Tumors, Saccotomie oder Saccusexposition bei M. Ménière)

Tab. 4.3 (Fortsetzung)

• destruktiv	Operationstechniken bei nicht beherrschbaren Schwindelzuständen (z. B. Vestibularisneurektomie bei M. Ménière).

Atropin (0,5 mg) i. v. Außerdem Flüssigkeitssubstitution durch Infusionen (Glucose 5 %; Halbelektrolyt-Lösungen).

In der postakuten Phase: Zumeist nach Ablauf einer Woche wird zur zentralen Kompensation mit einem krankengymnastischen Übungsprogramm begonnen, das das vestibulookuläre und vestibulospinale System koordiniert. Das Übungsprogramm wird vom Patienten zu Hause bis zur Beschwerdefreiheit weitergeführt.

Prognose

Innerhalb der ersten drei Wochen klingen die Schwindelbeschwerden langsam ab. Bei einem Drittel der Patienten bleiben Veränderungen im ENG und der kalorischen Vestibularisprüfung dauernd bestehen. Mit einer ausreichenden zentralen Kompensation ist bei Patienten unter 50 Jahren innerhalb von 6 Monaten zu rechnen.

Kupulolithiasis, benigner paroxysmaler Lagerungsnystagmus (BPLN)

Die Patienten klagen über wenige Sekunden bis Minuten anhaltende Schwindelattacken, die durch seitliche Kopfhaltung bzw. Kopflage z. B. im Bett provoziert werden können und von einem grobschlägigen, horizontal-rotierenden Nystagmus begleitet werden. Ausgeprägte vegetative Begleitsymptome wie Übelkeit und Erbrechen fehlen. Man vermutet als Ursachen eine Störung der Otolithen in der Kupula des hinteren Bogenganges.

Therapie

Bei kurzen Anfällen und der Möglichkeit, sie durch eine bestimmte Körperhaltung zu vermeiden: Habituation des Patienten durch zentrale Kompensation mittels eines konsequenten Trainings (Abb. 4.2).
Bei schwerstem Dauerschwindel, solange die krankheitsauslösende Kopfhaltung eingenommen wird: In diesen sehr seltenen Ausnahmefällen ist eine selektive endolabyrinthäre dorsale Vestibularisfaserndurchtrennung indiziert.

Prognose

Im allgemeinen kann bei konsequent durchgeführtem physikalischem Training mit einer vollständigen Rückbildung der Symptome gerechnet werden.
Nur sehr selten läßt sich die Kupulolithiasis durch diese Übungen nicht beeinflussen.
Der angegebene operative Eingriff führt zu einer sofortigen Besserung der Schwindelbeschwerden bei meist erhaltenem Hörvermögen.

Kombinierte vestibulo-cochleäre Läsionen

M. Ménière (Ménière-Syndrom)

U.-M. Roos

Der Symptomenkomplex umfaßt die Trias anfallsweise einsetzender Drehschwindel mit meist einseitigem Tinnitus und Hörminderung. Dabei können Ohrgeräusche und

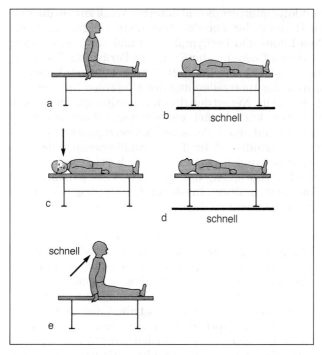

Abb. 4.2 Lagerungstraining bei benignem paroxysmalen Lagerungsnystagmus (Kupulolithiasis). a) Aus dem aufrechten Sitzen im Bett, b) rasch zurücklegen, c) und den Kopf in die schwindelauslösende Haltung bringen. d) 20 × Wechsel von Kopfgeradeausstellung und Kopfseitenlage, e) bis 10× aufrecht hochsitzen und wieder bei a) anfangen.

Schwerhörigkeit den Schwindelanfällen um Monate bis Jahre vorausgehen.
Durch eine Fehlregulation in der Rückresorption der Endolymphe des Innenohres soll es zunächst zu einem chroni-

schen Endolymphhydrops und dann im Anfall zur vorübergehenden Öffnung der Zonulae occludentes (tight junctions) zwischen Endo- und Perilymphraum und zur Vermischung der K^+-reichen Endo- mit der K^+-armen Perilymphe kommen. Hieraus entsteht eine Kaliumintoxikation mit einer Dauerdepolarisation der Haarzellen und der afferenten Neurone des N. statoacusticus. Neben den drei Kardinalsymptomen treten im Anfall bzw. kurz danach ein Spontannystagmus zur gesunden Seite und eine kalorische Untererregbarkeit des betroffenen Labyrinths auf. Im Reintonaudiogramm findet man typischerweise zunächst eine im Tieftonbereich betonte Perzeptionsschwerhörigkeit, die später in eine pankochleäre Form übergeht. In überschwelligen Hörprüfungen kann ein positives Recruitment nachgewiesen werden.

Prognose

Während nach den ersten Attacken noch eine Restitutio ad integrum erwartet werden darf, ist im weiteren Krankheitsverlauf mit einer zunehmenden und permanenten Schwerhörigkeit zu rechnen. Nach einer völligen Zerstörung des Labyrinths sistieren die Anfälle, man spricht dann von einer »ausgebrannten« Erkrankung. Es werden sowohl abortive wie auch foudroyante Verläufe beschrieben.

Therapie

Im akuten Anfall soll der Patient in einem abgedunkelten Zimmer Bettruhe einhalten und symptomatisch mit Atropin 0,5–1 mg/die (langsam i.v. oder i.m.) oder Scopolamin sowie mit Antiemetika z.B. Sulpirid (Dogmatil® 2 × 1 Amp./die i.m. max. bis zu 8 Amp./die i.v. oder i.m.), Dimenhydrinat Vomex A® bis 4 × 1 Supp./die), Alizaprid (Vergentan® bis zu 4 Amp./die) und Sedativa z.B. Diazepam (Valium® 3 × 10 mg/die), Triflupromazin (Psyquil® bis zu 4 × 10 mg/die i.v. oder oral) behandelt werden (Tab. 4.4). Kann der Anfall nicht kupiert werden, kommt Thalamonal® (Tab. 4.4) in Frage.

Tab. 4.4 Therapeutisches Vorgehen beim akuten Ménière-Anfall

- 0,5 mg Atropin i.v. (Pulskontrolle)
  0,5 mg Atropin/500 ml
  NaCl 0,9 % über 1 h
  wenn nach 30 Minuten keine eindeutige Besserung:
- 2 ml Sulpirid (Dogmatil®) i.v. (langsam)
  Wenn nach 30 Minuten keine eindeutige Besserung:
- 2 ml Droperidol + Fentanyl (Thalamonal®) i.v. (über mindestens 3 Minuten, Bettruhe, Monitoring)

Rekonstituiert sich das Hörvermögen nach dem Anfall nicht, so folgt ein Dehydratationstest nach Klockhoff oder eine Anschlußtherapie wie beim Hörsturz (s. S. 62). Eine andere Behandlungsmöglichkeit ist die Dehydratationstherapie nach dem Schema von Vollrath et al. (s. Tab. 4.5).

Prognose

Mit der Rückbildung der akuten Schwindelbeschwerden kann unter dieser Behandlung in den ersten Stunden gerechnet werden. Hörminderung bzw. Tinnitus lassen sich nach den ersten Anfällen ebenfalls gut beherrschen, persistieren jedoch im weiteren Krankheitsverlauf.

Therapie

Im anfallsfreien Intervall wird eine mehrmonatige Langzeittherapie mit Betahistin (Vasomotal®, Aequamen forte® 3 × 1 Tbl./die) eingeleitet. Liegt eine zusätzliche Funktionsbehinderung der Halswirbelsäule vor, kann eine krankengymnastische Übungsbehandlung hilfreich sein.

Tab. 4.5 Dehydratationstherapie nach Vollrath et al.

Tag 1–3:	250 ml Osmofundin® 20 % über 2 Stunden, dann 500 mg Acetazolamid (Diamox®) i.v.
Tag 4–11:	250 mg Acetazolamid (Diamox®) oral/die

Prognose
In der Mehrzahl der Fälle ist eine Verringerung der Anfallshäufigkeit zu erwarten.

Therapie
Bei gehäuften Anfällen und stark fluktuierendem, jedoch insgesamt suffizientem Hörvermögen trotz konservativer Therapie, empfiehlt sich die operative Dekompression des Saccus endolymphaticus oder eine Sakkotomie.

Prognose
Bei korrekter Durchführung wird bei 50–80 % der Fälle ein Sistieren der Schwindelanfälle für mindestens 1 Jahr erreicht. Tinnitus, Druckgefühl und Gehör lassen sich dabei kaum beeinflussen. Eine Ertaubung als Operationsfolge ist ungewöhnlich.

Therapie
Bei persistierendem Schwindel und konstant schlechtem Hörvermögen kann eine medikamentöse Ausschaltung des vestibulären Teils des Labyrinths durch ein vestibulotoxisches **Aminoglykosid** (Gentamycin), das mittels eines Paukenröhrchens direkt ins Mittelohr appliziert wird, erfolgen. Die Behandlung erfolgt grundsätzlich individuell und nur, bis subjektiv Schwindel oder ein Spontannystagmus zum gesunden Ohr hin auftreten oder die Knochenleitung des behandelten Ohres abfällt. Die Behandlung wird aufgrund dieser Zeichen daher nahezu regelmäßig nach dem 2.–5. Tag beendet, nur selten ist sie kürzer oder länger. Um Schädigungen an der Cochlea frühzeitig zu erfassen, wird eine tägliche audiologische und Nystagmus-Kontrolle gefordert.

Prognose
Es kann mit einer Besserung der Schwindelbeschwerden in mehr als $^2/_3$ der Fälle sowie einem

positiven Einfluß auf Tinnitus und Druckgefühl gerechnet werden. Werden die Abbruchkriterien berücksichtigt, ist eine Ertaubung als Nebenwirkung sehr selten.

Therapie

Bei Versagen der bisher genannten Behandlungsmöglichkeiten wird man in verzweifelten Fällen als Ultima ratio eine selektive Vestibularisneurektomie bzw. bei ertaubtem Ohr eine totale Labyrinthektomie erwägen.

Prognose

Es kann eine Ansprechrate um 90 % und eine Verminderung von Tinnitus und Druckgefühl erwartet werden, was jedoch mit dem Risiko des Auftretens einer Fazialisparese, einer Ertaubung oder einer Liquorfistel erkauft wird. Außerdem tritt postoperativ ein Dauerschwindel auf, der Folge des Labyrinthausfalls ist. Während er bei Patienten unter 50 Jahren innerhalb von ca. sechs Monaten kompensiert wird, muß bei älteren Patienten mit einer oft mangelhaften zentralen Kompensation gerechnet werden. Die Folge ist dann eine dauernde Gangunsicherheit.

Unsichere Therapieformen

Inwieweit diätetische Vorschriften (kochsalzarme Kost, kein Alkohol oder Koffein) und die Vermeidung von Streß, Nikotin und Kälteexposition die Frequenz der Anfälle vermindern, ist unsicher. Ebenso konnte die Effektivität der Stellatumblockade nicht ausreichend gesichert werden.

5 Hörstörungen im Kindesalter

R. Arold

Paukenerguß, Tubenbelüftungsstörung

Therapie
Operativ (s. S. 43 ff)

Chronische Otitis media mesotympanalis, chronische Schleimhauteiterung

Therapie
Operativ (s. S. 54)

Cholesteatom des Mittelohres, chronische Knocheneiterung

Therapie
Operativ (s. S. 57)

Schallempfindungsschwerhörigkeiten und nicht operationsfähige Schalleitungsschwerhörigkeiten

Einseitige Schwerhörigkeit

Therapie

Ist das kontralaterale Hörvermögen normal, ist keine Therapie erforderlich.

Prognose

Es ist eine normale intellektuelle und sprachliche Entwicklung zu erwarten. Bei wenigen Krankheitsbildern (Mißbildungen, Osteosklerose) kommt im späteren Schul- oder Erwachsenenalter eine hörverbessernde Operation in Frage.

Beidseitige prälinguale Schwerhörigkeit

Obwohl sich die verschiedenen Formen doppelseitiger peripherer Schwerhörigkeiten im Kindesalter bezüglich ihrer Formalgenese (Schalleitungs-, Schallempfindungs- und kombinierte Schalleitungs-Schallempfindungsschwerhörigkeit) von denen des Erwachsenenalters nicht unterscheiden, so bedürfen sie mehrheitlich einer besonderen pädaudiologischen Therapie. In therapeutischer Hinsicht besonders problematisch sind prä-, peri- und postnatal erworbene Hörschäden, da gerade sie schwerwiegende Folgen für die sprachliche, geistig-seelische und soziale Entwicklung des Kindes nach sich ziehen können.

Therapieziele

Hörhilfen, Frühförderung: Die zwei zentralen therapeutischen Ziele sind sowohl die Frühversorgung des Säuglings mit Hörhilfen als auch die sich dann anschließende Frühförderung. Die Frühförderung

besteht aus medizinischer Hör-/Sprachtherapie oder sonderpädagogischer Hör-/Spracherziehung.
Bei erwartbarer Integration in Regelkindergarten/ Regelschule bis zu Hörverlusten von 60–70 dB (im Einzelfall auch darüber): Hörhilfen und medizinische Hör-/Sprachtherapie als Frühförderung.
Bei erwartbarer Sonderbeschulung: Hörhilfen und sonderpädagogische Hör-/Spracherziehung einschließlich sonderpädagogische Frühförderung.

Hörhilfen. Eine entscheidende Voraussetzung ist die Frühdiagnostik, d. h. die Erfassung frühkindlicher Hörstörungen bis zum 4. Lebensmonat.

Therapie

Hörgeräte; technische Hilfsmittel: Die Therapie beginnt dann im 4.–6. Lebensmonat mit Hörgeräten. In der Regel handelt es sich um Hinter-dem-Ohr-Geräte (HdO). Bei Ohrmißbildungen können Knochenleitungshörgeräte (einseitig) indiziert sein. Die Anpassung der Hörgeräte geschieht stationär in einer phoniatrisch-pädaudiologischen Abteilung, wobei die Mutter möglichst stationär mitaufgenommen wird. In Abhängigkeit von Lebenssituation und Alter kommen weitere technische Hilfsmittel hinzu.

BAHA (bone anchored hearing aid): Bei beidseitigen Ohrmißbildungen mit einer Schalleitungsstörung und normaler Innenohrfunktion kommt im Anschluß an die Hörgeräteversorgung ab dem 3. Lebensjahr auch ein knochenverankertes Hörgerät (BAHA) in Frage.

Prognose

Bei verspäteter Hörgeräteanpassung (nach dem 6. Lebensmonat) oder gar **ohne Hörgeräteanpassung:** Es ist in Abhängigkeit vom Schweregrad der Hörschädigung mit einer Störung der sprachlichen, intellektuellen, emotionalen und sozialen Entwicklung des Kindes zu rechnen.

Bei Hörgeräteversorgung spätestens bis zum 6. Lebensmonat: Es ist eine wichtige Grundlage für die Sprachentwicklung des Kindes geschaffen. Die Therapie fällt nur unter diesen Gegebenheiten in die sensitivste Phase der Entwicklung von Synapsen und der Kernreifung der zentralen Hörbahnen innerhalb der ersten 3 Lebensjahre. Diese zentralen Reifungsvorgänge erfordern den akustischen Stimulus. Erfreulicherweise haben die Erfahrungen aller an der Therapie beteiligten Fachdisziplinen gezeigt, daß trotz hochgradiger Hörschädigung eine erstaunliche soziale Integration dieser Kinder erreicht werden kann.

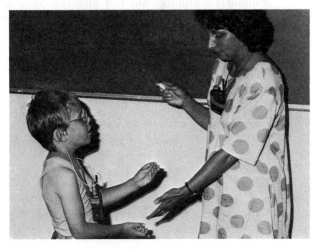

Abb. 5.1 Lehrer-Sender-Schüler-Empfängeranlage.

Frühförderung. In vielen Fällen muß die Hörgeräteversorgung durch eine Frühförderung des hörbehinderten Kindes ergänzt werden. Die Entscheidung über die Art der Frühförderungsmaßnahmen richtet sich auf der einen Seite nach dem Ergebnis der Frühdiagnostik bezüglich der Hörbehinderung. Die entsprechenden Untersuchungen werden mit Hilfe apparativer und objektiver Hörprüfungsmethoden in einer phoniatrisch-pädaudiologischen Abteilung durchgeführt.

Das Vorliegen häufiger assoziierter Störungen muß im Rahmen umfangreicher psychologischer, pädiatrischer, neuropädiatrischer und ophthalmologischer Untersuchungen ausgeschlossen werden. Von maßgebender Bedeutung für die Gesamtbeurteilung ist die Untersuchung und Einschätzung des sensomotorischen und sprachlichen Gesamtentwicklungsstandes.

Therapie

Eine **Hör-/Sprachtherapie** ist bei erwartbarer Integration in Regelkindergarten/Regelschule indiziert.

Eine **Hör-/Spracherziehung** erfolgt bei erwartbarer Sonderbeschulung. Auf der anderen Seite sind bei der Auswahl der Frühfördermaßnahmen eventuell assoziierte zusätzliche Erkrankungen oder Dysfunktionen zu berücksichtigen.

6 Nervus statoacusticus, zentraler Schwindel

N. statoacusticus
H.-P. Zenner

Akustikusneurinom

Das Akustikusneurinom ist ein gutartiges Schwannom des N. statoacusticus, zumeist von der Pars superior der Pars vestibularis des Nervs ausgehend.

Therapie

Vollständige Tumorentfernung, welche je nach Lokalisation und Größe oto- und/oder neurochirurgisch geschieht. Intrameatale Tumoren und aus dem inneren Gehörgang bis ca. 1–2 cm herausragende Tumoren werden transtemporal oder (seltener) translabyrinthär otochirurgisch entfernt. Extrameatale, größere Tumoren werden über neurochirurgische Zugänge (z. B. retrosigmoidal) erreicht. Große Tumoren, welche z. B. den Fundus des inneren Gehörgangs erreichen oder in das Innenohr einbrechen, werden gemeinsam vom Ohr- und Neurochirurgen operiert.

Prognose

Ohne Therapie ist ein langsam progredientes Wachstum des Tumors im Kleinhirnbrückenwinkel zu erwarten. Es führt zur Verdrängung und Funktionsverlust des N. statoacusticus (Schwerhörigkeit, Ertaubung, Tinnitus, Schwindel), des N. facialis (Fazia-

lisparese) sowie des Hirnstammes und des Kleinhirns (Hirnstamm- und Kleinhirn-Symptomatik) und schließlich zum letalen Ausgang.
Bei rechtzeitiger Operation ist die Prognose bei kleineren und mittleren Tumoren gut. In vielen Fällen kann die Hör- und Fazialisfunktion erhalten werden.

Zentrales Gleichgewichtsfunktionssystem

Vaskulärer zentraler Schwindel

U.-M. Roos

Dazu gehören:
- Wallenberg-Syndrom (häufig Thrombose der A. cerebelli inferior posterior)
- vertebrobasiläre Insuffizienz
- Basilarismigräne
- Strombahnhindernisse wie Subclavian-steal-Phänomen
- kranio-zervikale Dysplasie
- Scalenus-anterior-Syndrom

Therapie
Behandlung des Grundleidens.

Bewegungskrankheit, Kinetose

B. Weber

Häufigste Unterformen dieser durch einen Sinneskonflikt hervorgerufenen gesundheitlichen Störungen sind die **Seekrankheit**, die **Autoreisekrankheit** und die **Simulatorkrankheit**. Eine seltene Unterform ist die **Raumfahrtkrankheit**.

Da die aus den verschiedenen Sinnessystemen (Vestibularissystem, optisches System, somatosensorisches System und deren zentrale Verschaltungen) gemeldeten, voneinander abweichenden Informationen über die Körperlage ursächlich für die Erkrankung sind, sistieren die Beschwerden in der Regel spätestens einen Tag nach Ende der meist durch einen passiven Transport in einem Fahrzeug hervorgerufenen Provokationssituation.

Die individuelle Empfindlichkeit schwankt stark. Kinder bis etwa zum zweiten Lebensjahr und Personen ohne Labyrinthfunktion sind resistent, während Frauen anfälliger sind als Männer. In hohem Alter nimmt die Empfindlichkeit ab.

Eine Habituation ist bei längeren Reizsituationen, z. B. Seereise, nach zirka drei Tagen zu erwarten (zentrale Kompensation).

Verhaltenshinweise

Grundsätzlich ist eine zentrale Adaptation möglich. Daher kann ein wohldosiertes Training absolviert werden, beispielsweise küstennahe kurze Segelreisen vor einem größeren Segeltörn. Eine Gewöhnung durch kurzfristige Belastungen lindert die Beschwerden. Zentrale Bedeutung kommt dem Verhalten vor und während einer Auto- oder Schiffsreise zu.

Die Reise sollte in gut ausgeruhtem Zustand angetreten werden. Alkohol ist zu meiden.

Bei **Autoreisen** sollte in Fahrtrichtung der Horizont fixiert werden bzw. die Fahrbahn einsehbar sein (ein Mitfahren ist sinnvoll). Wenn eine visuelle Kontrolle der Fahrzeugbewegung nicht möglich ist, sollten die Augen geschlossen sein.

Visuelle Entkoppelung beispielsweise durch Kartenlesen auf der Rückbank ist zu vermeiden. Unnötige Kopfbewegungen sind ebenso zu vermeiden.

Bei Seekrankheit sollte das richtige Schiff ausgewählt werden. Um eine Adaptation sinnvoll zu gestalten, ist ein Wechsel des Schiffstyps zu vermeiden. Sedierende Antiemetika sind wegen der Störung einer Adaptation nicht empfehlenswert. Möglichst am Drehpunkt des Schiffes positioniert, sollte der Horizont fixiert werden. Unnötige Kopfbewegungen sind zu vermeiden. Angst und unangenehme Gerüche vermeiden.

Therapie

Sie sollte am besten schon vor der Autofahrt oder dem Auslaufen des Schiffes begonnen werden. Da die meisten genannten Mittel zentral dämpfende Eigenschaften aufweisen, reduziert sich die Reaktionsgeschwindigkeit. Somit ist das Führen von Fahrzeugen zu meiden.

Aus der Gruppe der Parasympatholytika ist besonders das Scopoderm TTS Membranpflaster® hervorzuheben. Es sollte 4–6 Std. vor Reiseantritt retroaurikulär appliziert werden und wirkt bis zu 72 Std. Bei Kindern bis zu 10 Jahren sowie in der Schwangerschaft und Stillzeit ist davon abzuraten (bzw. die Indikation genau zu prüfen), ebenso bei bestehender Bradykardie.

Aus der Gruppe der Antiemetika ist besonders Dimenhydrinat (z. B. Vomex A®, Dramamine®, Novomina®) zu nennen, welches oral oder auch als Zäpfchen (Erwachsenen/Kinder-Suppositorien) verabreicht werden kann. Eine Gabe bis zu dreimal täglich ist möglich, die Dosiserhöhung über 100–150 mg für Erwachsene pro Einzelverabreichung führt nach Wood zu keiner wesentlichen Besserung der Kinetose, jedoch zu beträchtlicher Zunahme der Nebenwirkungen. Bei leichten Fällen ist das als Superpep Reise Kaugummi-Dragee® für Erwachsene (bis zu 4 × täglich) und Kinder (1 bis 2 × täglich) eine Alternative. Die als klassische Antiemetika geltenden Antihistaminika und Strukturverwandte wie Meclizin (z. B. Peremesin® Suppositorien, 1 × alle 24 Stunden) können gegebenenfalls einzeln oder bei schweren Fällen in Kombination mit einem Neuroleptikum (z. B. Atosil® 1–3mal 1–2 Dragees à 25 mg) verabreicht werden.

Für Erwachsene kommt insbesondere bei Magen-Darm-Beschwerden wegen relativ geringer Nebenwirkungsraten auch Metoclopramid (Paspertin® Filmtabletten, Suppositorien, Kapseln oder Saft in einer Dosierung von 3mal 10–20 mg/die) in Betracht. Hierbei ist zu beachten, daß eine gleichzeitige Gabe von Antihistaminika unterbleibt. Wegen der spezifischen Reisesituation, der individuellen Reaktionen und der variierenden Nebenwirkungsraten müssen gelegentlich verschiedene Medikamente erprobt werden.

In keinem Fall dürfen die sich durch die Nebenwirkungen ergebenden Einschränkungen bei verantwortlichen Tätigkeiten auf See, in der Luft oder im Bodenverkehr außer acht gelassen werden.

Unspezifischer, zentraler Schwindel, Presbyvertigo

Anhand der Gleichgewichtsfunktionsprüfungen, insbesondere der kalorischen Prüfung, als zentrale Gleichgewichtsfunktionsstörung einzuordnende Beschwerden mit Gangunsicherheit, ausgeprägter Schwindel tritt selten auf. Die Gangunsicherheit führt zur Immobilität, die mangelnde Bewegungsübung wiederum hat zur Folge, daß bei erneut notwendiger Bewegung die Beschwerden verstärkt auftreten (Circulus vitiosus). Eine spezifische Ursache läßt sich diagnostisch nicht eruieren. Eine Untergruppe stellt vermutlich der Altersschwindel (Presbyvertigo) dar.

Therapie

Mobilisation! Sie ist nicht einfach zu erreichen, da der Patient hierdurch zunächst mit seinen Beschwerden verstärkt konfrontiert wird. Deswegen ausführliches aufklärendes Gespräch, daß nur Bewegungen das Gleichgewichtssystem trainieren und über diese

Übungen eine Besserung (keine Heilung) zu erwarten ist. Je nach Beschwerdegrad und Kooperation wird ein individueller Stufenplan aus folgenden Behandlungsformen erstellt: krankengymnastische Übungsbehandlung mit anschließendem Selbsttraining und/oder täglich leichter Ball- (z.B. Tischtennis) oder Tanzsport.

7 Gesicht

Gesichtsweichteile, Orbita

P. K. Plinkert

Gesichtserysipel

Die Erreger (β-hämolysierende Streptokokken der Gruppe A) treten durch kleinste Eintrittspforten in die Haut ein. Nach kurzer Inkubationszeit können Schüttelfrost und hohes Fieber auftreten (nicht obligat). Man findet ein scharf begrenztes Erythem der Nase und evtl. der Wangen mit zungenförmigen Ausläufern (Schmetterlingsform). Lymphstauungen schließen sich an.

Therapie

Antibiotische Behandlung mit Penicillin G (z. B. Penicillin »Grünenthal«® 2–3 × 10 Mio. E/die) für 10 Tage. Bei Penicillin-Allergie: Erythromycin (z. B. Erythromycin-Wolff® Granulat 3 × 500 mg/die oral oder z. B. Erythrocin® i. v. 1000 mg/die bis zu 2 × 1000 mg/die parenteral). Antiseptische Umschläge (Rivanol 1:1000 bis 2000) wirken lokal schmerzlindernd. Falls Eintrittspforte sichtbar, z. B. Rhagaden im Bereich des Nasenvorhofs, Ätzung mit Argentum-nitricum-Lösung 5 %.

Prognose

Gut, wenige Stunden nach der ersten suffizienten Penicillingabe besteht keine Ansteckungsgefahr mehr für frischoperierte Mitpatienten.

Endokrine Orbitopathie mit Visusverlust (sogenannter »maligner« Exophthalmus)

Die Gefahren einer endokrinen Orbitopathie bestehen in progredienter Visusminderung und Gesichtsfeldausfällen durch Kompression des N. opticus, Funktionsstörungen der äußeren Augenmuskeln und mangelhaftem Lidschluß mit der Gefahr einer Hornhautschädigung. Bei einem Versagen der konservativen Behandlung ergibt sich die durch den Ophthalmologen bei akutem Visusverlust zu stellende Indikation zur rhinochirurgischen Orbitadekompression ggf. mit gleichzeitiger ophthalmologischer Schielkorrektur (Abb. 7.1).

Therapie

Operative Orbitadekompression (z. B. nach Richter-Buschmann) durch den HNO-Chirurgen ggf. mit gleichzeitiger Schielkorrektur durch den Ophthalmologen. Das Operationsprinzip besteht in einer massiven Erweiterung der Orbita, indem man z. B. nach einer Ethmoidektomie einen Teil der knöchernen Begrenzung der Augenhöhle (Boden der Stirnhöhle, Os lacrimale, Lamina papyracea, Orbitaboden medial des N. infraorbitalis) reseziert. Die Periorbita wird eröffnet, so daß orbitales Fettgewebe in die leeren Ethmoidräume expandieren kann. Die anschließende Dauerdrainage von Stirn- und Kieferhöhle erfolgt z. B. durch Mediandrainage der Stirnhöhle bzw. eine endonasale Kieferhöhlenfensterung. Eine gleichzeitige ophthalmologische Verlagerung des Augenmuskelansatzes (Vermeidung von postoperativem Schielen) ist nicht selten indiziert.

Prognose

Bei rechtzeitig durchgeführter Operation kommt es nach der Entlastung meist zu einer auffälligen **Besserung des Visus und Erweiterung des Gesichtsfeldes** innerhalb weniger Tage. Nur selten werden postoperativ Doppelbilder und Sensibilitätsstörungen im Versorgungsgebiet der Nn. supra- et infraorbitalis beobachtet. Intraoperative endokranielle Blutungen sind extrem selten, aber möglich (vitale Bedrohung).

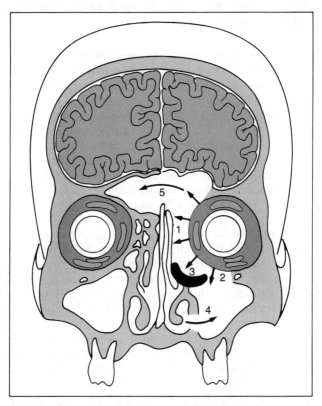

Abb. 7.1 Orbitadekompression nach Richter-Buschmann bei endokriner Orbitopathie. (1) Ethmoidektomie, (2) Resektion bis an den N. infraorbitalis unter Erhalt der Kieferhöhlenschleimhaut, (3) Abdeckung zur Nasenhöhle mit lyophilisierter Dura, (4) Wiederherstellung der Ventilation durch endonasale Kieferhöhlenfensterung und durch (5) Resektion des Septum interfrontale. Rote Pfeile: Ausdehnung des Orbitainhaltes. Schwarze Pfeile: Belüftung von Stirn- bzw. Kieferhöhle.

N. facialis

M. Schrader

Idiopathische periphere Fazialisparese (Bellsche Parese)

Bei der idiopathischen peripheren Fazialisparese handelt es sich wahrscheinlich um eine Mononeuritis cranialis, möglicherweise viraler Genese. Gelegentlich ist auch eine Mitbeteiligung anderer Hirnnerven festzustellen.

Die Inzidenz der idiopathischen peripheren Fazialisparese beträgt 20:100 000 pro Jahr. Im Rahmen der Entzündung kommt es zu einer ödematösen Schwellung, welche zu einer Kompression des Nervs im engen Knochenkanal führt. Anfänglich besteht die Schädigung in einer Neuropraxie, sie kann über eine Demyelinisation zur Axonotmesis oder in seltenen Fällen bis zur Neurotmesis fortschreiten.

Therapie

Behandlungsprinzip: Therapie der Wahl ist eine systemische Kortisontherapie.

Bei inkompletter Parese hat sich das modifizierte Kortisonschema von Adour und Hetzler bewährt: Prednison 1 mg/kg Körpergewicht/die über 5 Tage; bleibt die Parese inkomplett, Ausschleichen innerhalb von 5 Tagen, wird die Parese komplett, s. u.

Diese Therapie sollte zwischen dem 1. und 3. Tag, spätestens vor dem 10. Tag nach Parese begonnen werden.

Bei kompletter Parese (selten) ist häufig die stationäre Behandlung indiziert. In diesem Fall bevorzugen wir die initiale hochdosierte Therapie mit 100–1000 mg Prednisolon/die (z. B. Solu-Decortin®-H) für 3 Tage, sofern keine Kontraindikation besteht. Anschließend folgt die Gabe von Steroiden für 10 Tage nach dem Schema von Stennert (s. Tab. 7.1).

Tab. 7.1 Infusionsschema nach Stennert

	Prednisolon i.v. vor Infusion	Pentoxifyllin	in Dextran
1. Tag	2 × 125 mg	2 × 300 mg	2 × 500 ml
2. Tag	2 × 125 mg	2 × 300 mg	2 × 500 ml
3. Tag	2 × 75 mg	2 × 450 mg	2 × 500 ml
4. Tag	150 mg	900 mg	500 ml
5. Tag	100 mg	900 mg	500 ml
6. Tag	100 mg	900 mg	500 ml
7. Tag	75 mg	900 mg	500 ml
8. Tag	50 mg	900 mg	500 ml
9. Tag	40 mg (per os)	900 mg	500 ml
10. Tag	20 mg (per os)	900 mg	500 ml
	Prednisolon p.o.		
11. Tag	15,0 mg		
12. Tag	12,5 mg		
13. Tag	10,0 mg		
14. Tag	7,5 mg		
15. Tag	5,0 mg		
16. Tag	2,5 mg		
17. Tag	2,5 mg		
18. Tag	2,5 mg		

- An jedem zweiten Tag Kaliumsubstitution (z. B. Kalinor® Brausetabletten).
- Zur Infektionsprophylaxe Tetrazykline (gute Kombination zu Steroidhormonen).
- Am 5., 10. und 15. Tag der Behandlung Elektrolyte und Blutzucker kontrollieren.

Prognose

Die Prognose der inkompletten Parese ist ausgezeichnet. Bei kompletter Parese kommt es unbehandelt bei 50–60 % der Patienten zu einer vollständigen Rückbildung, bei 40 % zu einer unvollständigen Erholung der Funktion.

Mit einer Steroidbehandlung ist in 80–90 % eine vollständige Heilung mit zum Teil auch schnellerer Rückbildung zu erzielen.

▶ **Meth. 7.1: Begleittherapie bei Fazialisparesen**

Unabhängig von der kausalen Behandlung der Fazialislähmung ist immer eine symptomatische Behandlung der Augen zum Schutze vor Austrocknung der Kornea (Ulkusgefahr) bei inkomplettem Lidschluß notwendig. Nachts empfiehlt sich das Anlegen eines Uhrglasverbandes, tagsüber kann eine Brille mit Seitenschutz getragen werden. Gleichzeitig sollen für die Nacht eine Augensalbe (z.b. Bepanthen®-Augensalbe) und für tagsüber künstliche Tränen (z.b. Vidisic®) rezeptiert werden.

Bei möglicher Restitution ist zusätzlich ein Fazialisübungsprogramm zu empfehlen. einerseits wird dadurch eine eventuelle Restfunktion des N. facialis erhalten, andererseits soll die Regeneration des Nervs dadurch beschleunigt werden.

Bei einer Dauerparese mit inkomplettem Lidschluß können plastisch-operative Hilfsmaßnahmen (z. B. Tarsorraphie) indiziert sein.

Borreliose
(Lyme disease, Bannwarth-Syndrom)
B. P. Weber

Es handelt sich um eine von Zecken übertragene und durch das Bakterium Borrelia burgdorferi ausgelöste Multisystemerkrankung. Klinisch kann sich die Erkrankung in Form einer symptomatischen Fazialisparese manifestieren. Die Symptomatik wird in 3 Stadien eingeteilt. Die verschiedenen Stadien müssen nicht alle manifest werden.

Stadium 1: Erythema migrans, Borrelien-Lymphozytom (dieses Stadium geht mit Fieber, Erschöpfung, Schüttelfrost, Kopf- und Gliederschmerzen wie bei grippalen Infekten einher).

Stadium 2: Peripher- und zentralnervöse sowie kardiologische Manifestationen (z. B. Bannwarth-Syndrom, Meningitis, Enzephalitis, Myelitis, geht häufig mit heftigen Schmerzen einher. Hirnnerven sind häufiger betroffen als periphere Nerven). Der **N. facialis** ist in 60% der Fälle beteiligt. Die Fazialisparese kann Leitsymptom sein und doppelseitig auftreten.

Stadium 3: Arthritis, Acrodermatitis chronica atrophicans, Enzephalomyelitis. Tinnitus und akute Gleichgewichtsstörungen sind bei der Borreliose beschrieben.

Prophylaxe

Da die Erregerübertragung über den Gastrointestinaltrakt der Zecken geschieht, ist ein sofortiges Entfernen auch mit dem Risiko, daß der Kopf des Tieres zunächst in der Haut verbleibt, anzuraten.

Therapie

Im Stadium 1 Doxicyclin 2 × 100 mg/die p.o. (z.B. Doxy-Wolff 100®; Vibramycin®) über 10 Tage, oder alternativ Ceftriaxon (Rocephin®) 1 g/die i.m. für 5 Tage.

Im Stadium 2 und 3 Ceftriaxon (Rocephin®) 2 × 1 g/die i.v. für 10 bis 14 Tage, oder Cefotaxim (Claforan®) 3 × 2 g/die i.v. für 10–14 Tage, oder Penicillin G (Penicillin G Hoechst®, Penicillin Grünenthal®) 4 × 5 Mega/die i.v. für 10–14 Tage.

Bei Penicillin- und Cephalosporinallergie: Doxycyclin (Vibravenös®) 2 × 100 mg i.v./die für 30 Tage, oder Erythromycin (Erythrocin®) 4 × 500 mg/die p.o. für 30 Tage.

Bei intensiven, analgetikaresistenten radikulären Schmerzen: Methylprednisolon (Urbason®) 1 mg/kg KG/die p.o. für 2–3 Wochen (rasch absteigende Dosierung, Reduktion um 20 mg in 2–3 Tagen).

Prognose

Fazialisparesen heilen in 75 % der Fälle aus. Sowohl Spontanremissionen als auch Exarzerbationen sind möglich. Je früher die Therapie einsetzt, desto größer ist die Wahrscheinlichkeit, daß die Erkrankung vollständig ausheilt. Die Wahrscheinlichkeit für das Auftreten von Spätkomplikationen wird durch frühzeitigen Therapieeinsatz reduziert.

Nase

Entzündungen, Rhinopathien

P. K. Plinkert

Nasenekzem, Naseneingangsekzem

Das Kontaktekzem der Nase befällt ausschließlich die Haut der äußeren Nase und des Nasenvorhofs und verschont die Schleimhaut. Ursache sind toxische, allergische und pseudoallergische Reaktionen auf Nasensalben, -tropfen, Sprays, Parfüms, auch auf in Papiertaschentüchern enthaltenes Menthol.

Therapie

Vermeidung des auslösenden Agens und Beruhigung der Haut durch indifferente Schüttelmixturen (Rp. 7.1 a und 7.1 b). Nach Abheilung benötigt die Haut mehrere Wochen zur Regeneration, um wieder voll belastbar (z. B. für eine Brille) zu sein.

Rp. 7.1 a: Bei trockenem Ekzem:

Rp.: Zinc. oxyd., Talc. Venet., Glycerin, Aq. dest. aa ad 50,0 — M. D. S. Nach Umschütteln mehrfach aufstreichen.

Rp. 7.1 b: Bei chronischem Ekzem:

Pasta Zinci 50,0, ggf. mit Zusatz von Ichthyol 2,0–4,0.

Rhinitis sicca anterior

Relativ häufige chronische Erkrankung der vorderen Septumabschnitte mit multifaktorieller Genese. Die Patienten klagen über Trockenheitsgefühl der Nase, Juckreiz, Krustenbildung, Nasenbluten. Eine begleitende Septumperforation wird häufig nicht bemerkt, kann jedoch zu störenden Atemgeräuschen, Krustenbildung und wiederholtem Nasenbluten Anlaß geben.

Therapie
Salbenbehandlung zum Aufweichen der Borken (z. B. Bepanthen®-Nasensalbe).

Follikulitis des Naseneingangs, Nasenfurunkel

Follikulitiden sind oberflächliche, Furunkel tiefe Entzündungen der Haarfollikel oder Talgdrüsen der Haut, meist durch Staph. aureus ausgelöst. Da nur die behaarte Haut Anhangsgebilde besitzt, wird die Schleimhaut geschont. Bevorzugt sind die Nasenspitze und der Nasenvorhof betroffen. Man findet eine zunehmende Rötung und Schwellung der Nasenspitze, in manchen Fällen Nasenflügel und Oberlippe einbeziehend, Fieber, Schmerzen.

Therapie
Nasenfurunkel nicht inzidieren und nicht ausdrücken, Gefahr der Keimverschleppung (s. u.)! Flüssige oder breiige Kost durch den Strohhalm, Sprechverbot, Hände des Patienten weg vom Furunkel!
Bei umschriebener Erkrankung: Applikation antibiotikahaltiger Salben, z. B. Nebacetin®.
Bei ausgedehnterem Befund: Antibiotische Behandlung mit z. B. Flucloxacillin (z. B. Staphylex® 3×1–3×2 Kps./die $\hat{=}$ 3×500 mg – 3×1000 mg/die), bei fehlender β-Laktamasebildung der Staphylokokken (Antibiogramm) wird umgestellt auf Penicillin V (z. B. Penicillin V-ratiopharm® Tbl. 1 Mio. E 3×1 Tbl./die oder Isocillin® 1,2 Mega 3×1 Tbl./die); bei Penicillin-Allergie: Fusidinsäure (z. B. Fucidine® $3 \times$

0,5–1 g/die) oder Erythromycin (z. B. dura-erythromycin® 500 3 × 1–3 × 2 Tbl./die).
Zusätzlich Lokalbehandlung mit Umschlägen, z. B. Rivanol 1,0 % sowie Anwendung von Ichthyol purum (s. Rp. 7.2) oder Ilon-Abszeß-Salbe® zur Förderung des Durchbruchs. Wärmeanwendung kontraindiziert!

Rp. 7.2

Ichthyol pur.
ad man. med.

Prognose

Da die Venen von Nase und Oberlippe über die V. angularis im Augenwinkel und V. ophthalmica mit dem Sinus cavernosus in Verbindung stehen, können durch Erregerverschleppung eine Thrombophlebitis und Kavernosusthrombose entstehen.

Therapie

Bei Thrombophlebitis der V. angularis. Bei Rötung und Druckschmerzhaftigkeit im medialen Augenwinkel (Hinweis auf Thrombophlebitis der V. angularis) Klinikeinweisung und operative Unterbindung der V. angularis. **Bei Kavernosusthrombose Klinikeinweisung.**

Prognose

Bei rechtzeitiger Unterbindung der V. angularis gute Prognose. Bei Kavernosusthrombose muß mit letalem Ausgang gerechnet werden.

Rhinitis acuta

Der banale Schnupfen wird durch aerogene Infektion der Schleimhäute des Nasen- und Rachenraumes mit Rhinoviren hervorgerufen, von denen es zahlreiche unterschiedliche Typen gibt. Dies erklärt die nur kurz dauernde Immunität und die häufig wiederkehrenden Schnupfenepisoden im Leben. Auch zahlreiche andere Viren verursachen einen Schnupfen. Bei Kindern und Kleinkindern kann die Virusinfektion eine ernste Allgemeinerkrankung sein, wobei Rachenmandeln und Rachenschleimhaut mitbetroffen sein können. Zusätzliche Schwellung sowohl zervikaler als auch abdomineller Lymphknoten unter dem Symptombild einer Appendizitis (Pseudoappendizitis) ist möglich. Isolierte Nebenhöhlenentzündungen kommen bei noch unvollständiger Pneumatisation selten vor.

Auch können die beim Kleinkind sehr engen Choanen durch Entzündung zuschwellen oder durch Sekret verlegt werden, so daß fälschlicherweise an eine Choanalatresie gedacht wird.

Therapie

Eine kausale Behandlung der Virusinfektion ist nicht möglich. Ziel der Behandlung ist die Verbesserung der Luftdurchgängigkeit der Nase, Verminderung der Sekretion und Abschwellung der Nebenhöhlenostien. Lokal wirksame α-Sympathomimetika, z.B. Privin®, Tyzine®, Otriven®, Nasivin® können 4–6 × tägl., bei Kleinkindern z.B. Otriven® 0,05 % angewendet werden. Alternativ: Ephedrin (s. Rp. 7.3).

Unterstützende, die Schleimhaut austrocknende Maßnahme ist die Inhalation mit Kamillenextrakten (z.B. Kamillosan®) oder ätherischen Ölen (z.B. Koburg-Tropfen; Rezeptur s. S. 150).

Günstig wirken bei Kindern Einreibungen mit ätherischen Ölen (z.B. Pinimenthol® oder Wick vaporub®) durch reflektorische Beeinflussung der unteren

Atemwege sowie durch die milde Inhalationswirkung auf die oberen Abschnitte des Respirationstraktes.
Bei Kindern ist das Ausschneuzen der Nase zu vermeiden, um nicht eine Keimverschleppung in die Mittelohrräume zu begünstigen (Nasensekret hochziehen!).
Eine systemische Antibiotikabehandlung ist sinnlos.

Rp. 7.3

Ephedrin. hydrochlor.	0,2–0,6
Sol. Natr. chlor. isoton.	ad 20,0
S. Nasentropfen.	

Prognose
Gut. Ohne abschwellende Nasentropfen erhöhtes Risiko einer nachfolgenden purulenten Sinusitis (s. S. 146) mit orbitaler Komplikation und weiteren Komplikationen. Auch ein Paukenerguß kann entstehen.

Bakterielle Rhinitis chronica

Bei monatelang bestehenden bakteriellen oder bakteriell superinfizierten Entzündungszuständen der Schleimhaut mit schleimigem bis eitrigem Sekret, manchmal beginnend krustiger Volumenzunahme der Nasenmuscheln, Hyperämie und Ödem spricht man vom Stockschnupfen oder (verkürzt) von der chronischen Rhinitis. Eine respiratorische Anosmie ist möglich. Die Mundatmung führt zu chronischer Entzündung von Pharynx, Larynx und Bronchien. Bei nahezu jeder obstruktiven Erkrankung der Nase, des Nasenrachenraums und der Nasennebenhöhlen kann eine chronische Rhinitis als Begleitsymptom auftreten.

Therapie

▶ Kausale Therapie
Klären, ob eine anatomische Störung der Luftpassage oder eine chronische Sinusitis (z. B. okkulte Ethmoiditis [s. S. 156], sehr häufige Ursache, CT erforderlich!) vorliegt. Ist dies der Fall, so werden gegebenenfalls eine Septumdeviation (s. S. 143), Polypen, eine chronische Ethmoiditis (s. S. 156), Kieferhöhlenzysten, eine Nasenmuschelhyperplasie oder Adenoide (s. S. 187) operativ angegangen. Fremdkörper (bei Kindern häufig) werden entfernt.

▶ Symptomatische Therapie
Ist eine nähere Abklärung der Genese nicht möglich oder reicht die Kausaltherapie nicht aus, so liegt das Schwergewicht der Behandlung zunächst auf der symptomatischen Lokaltherapie.
Bei schleimigem/eitrigem Sekret für 3 Wochen ein α-Sympathomimetikum (z. B. Otriven® 4 × 3 Tr./die) und Kamilleninhalation (1 × tägl.) sowie ein Sekretolytikum (z. B. Sinupret® 3 × 2 Drgs./die).
Bei Krustenbildung für drei Wochen Nasenduschen mit gesättigter Salzlösung (z. B. Emser Sole echt® 1–2 × tgl.).

▶ Nachbehandlung
Ist die **Sekretion klar oder wäßrig** geworden und die Schleimhaut feucht und ohne Krusten, dann kann eine monatelange Anschlußbehandlung wie bei der vasomotorischen Rhinitis (s. S. 119) durchgeführt werden.
Bleibt die Nase trocken: Emser Sole echt®, Bepanthen®-Salbe, Jod-Turipol® oder Nasenemulsion mit Glucose (Rp. 7.7) einzeln oder im Wechsel.

Rhinitis atrophicans, Ozäna

Diese ätiologisch unklare Erkrankung führt durch Atrophie von Nasenskelett und Nasenschleimhaut mit Degeneration der Schleimdrüsen und sensiblen Nervenfasern zu abnorm weiten Nasenhöhlen. Diese werden häufig durch grünlich-gelbe fötide Krusten ausgekleidet, nach deren Ablösung die Schleimhaut leicht blutet. Da auch das Riechepithel atrophiert, nimmt der Patient seinen eigenen Geruch (»aasig stinkendes« Nasensekret) nicht wahr. Er kann jedoch für seine Umgebung eine erhebliche Belastung sein.
Die Schleimhautveränderungen können zusätzlich auch den Nasopharynx betreffen. Hier findet man gelegentlich auch Borken, ebenso im Larynx. Der Mesopharynx zeigt häufig nur eine ausgesprochene Trockenheit der Schleimhaut.

Therapie

Keine Vasokonstriktoren, also keine abschwellenden Nasentropfen, keine Kortikoide. Zur Verlangsamung der Borkenbildung empfiehlt sich die Spülung der Nase mit isotonischer gesättigter Kochsalzlösung, z. B. Emser Sole echt® als gesättigte Lösung.
Subjektiv günstig wirkt auch die lokale Anwendung von Bepanthen®-Nasensalbe oder Nasenemulsion mit Glucose (Rp. s. S. 159). Bei Einblasungen oder Spülungen mit Glukoselösung kann deren günstiger osmotischer Effekt ausgenutzt werden, wobei die Konzentration der Glukose nicht über 25 % liegen soll.
Auch der Aufenthalt in salzhaltiger, feuchter Luft (Seeluft, Solebad) und Schlafen bei offenem Fenster haben sich bewährt. Unerwünscht austrocknend wirken zentral beheizte Räume und trocken-heißes Klima.
Regelmäßige Abtragung der Borken durch den HNO-Arzt unter Sicht, gegebenenfalls nach Aufweichen mit Bepanthen®-Nasensalbe (ca. 6 ml Salbe mit Spritze für 24 Std. in jede Nasenhaupthöhle).

Bei fortgeschrittener Ozäna kann operativ die zu weite Nasenhöhle verengt werden durch Unterfüttern der Nasenschleimhaut mit auto- oder homologem Knorpel oder Knochen oder aber auch durch Medianverlagerung der lateralen Nasenwände (Abb. 7.2). In verzweifelten Fällen wird der beidseitige Verschluß des Naseneingangs für ein Jahr durchgeführt.

Prognose
Schlecht.

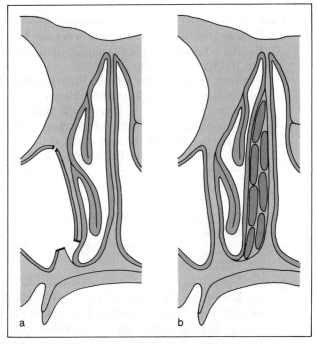

Abb. 7.2 Operationen bei Rhinitis atrophicans. a) Medianverlagerung der lateralen Nasenwand nach Lautenschläger. b) Submuköse Implantation von Knorpelstückchen.

Rosazea, Rhinophym

Die Rosazea ist eine Krankheit unbekannter Ätiologie, die meist im 4. und 5. Lebensjahrzehnt beginnt. Man findet eine Rötung des Gesichts, bevorzugt der Nase, der Wangen, des Kinns und der Stirn mit Teleangiektasien und schubweisem Auftreten von Ödemen, Papeln und Pusteln. Gefürchtet ist die Beteiligung des Auges.
Nahezu ausschließlich bei Männern findet man eine Wucherung der Talgdrüsen an der Nase, auch ohne weitere Symptome der Rosazea. Diese Sonderform wird **Rhinophym** genannt.

Therapie
Rosazea im akuten Zustand: Feuchte Umschläge, Kamillendampf, warme Waschungen, Schüttelmixturen mit Ichthyol (s. Rp 7.4).
Rosazea in schweren Fällen: Glukokortikoidhaltige Lotionen oder auch lokal Metronidazol 2 % als Lotion. Auch Tetrazykline (z.B. Doxy Wolff 100® 1 × 1 Tbl./ die) in niedriger Dosierung werden angewandt, da sie fettspaltende Enzyme hemmen und so die freien Fettsäuren an der Hautoberfläche reduzieren.

Rp. 7.4

Ichthyol 0,5, Vaselin, Lanolin aa. ad 20,0 M. f. Ungt.-S. abends auftragen.

Prognose
Nach längerer Dauer stark erweiterte Follikelöffnungen mit Talgretention und nach jahrelangem Verlauf durch Bindegewebs- und Talgdrüsenhyperplasien Entwicklung von Verdickungen, die zum entstellenden **Rhinophym** führen.

Therapie

Bei Rhinophym: Die Behandlung eines entstellenden Rhinophyms ist plastisch-operativ (Abb. 7.3). Es wird operativ abgeschält (Dermashaving oder mittels Laser) oder zunächst grob mit der Skalpellklinge planiert und anschließend mit hochtourigen Schleifklingen feinmodelliert (Dermabrasion).

Prognose

Der Heilungsverlauf ist gut, da von den Talgdrüsenresten rasch neues Epithel gebildet wird.

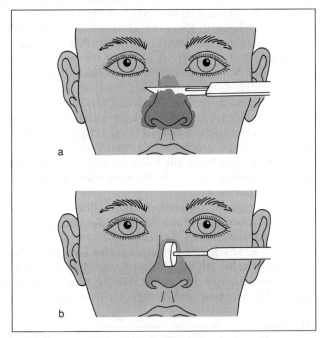

Abb. 7.3 Entfernung eines Rhinophyms. a) Das Rhinophym wird an seiner Basis mit einem Skalpell abgetragen. b) Danach können Reste mit einer hochtourigen Fräse abgeschliffen werden.

Nasale Hyperreaktivität (Hyperreaktivitätssyndrom)

P. K. Plinkert

Die nasale Hyperreaktivität ist dadurch charakterisiert, daß alltägliche exogene unspezifische Stimuli bereits zu Niesreiz, Rhinorrhö und nasaler Obstruktion führen, wobei dieselben Stimuli beim Gesunden nur nach massiver Exposition eine Reaktion der nasalen Schleimhaut hervorrufen. Die Symptomatik kann auch endogen ausgelöst werden.

Arzneimittel sowie mechanische, inhalative als auch endogenneurovegetative und hormonale Faktoren kommen als unspezifische Auslöser in Betracht. Ursächlich werden Störungen der neuralen und mediatorvermittelten Regulation der Nasenschleimhaut diskutiert, an welchen die parasympathischen Nerven der Nase und/oder eine wechselnde Zahl biochemischer Mediatoren beteiligt sind. Stehen neurale Störungen im Vordergrund, spricht man auch von **Hyperreflexie**.

Ein Hyperreaktivitätssyndrom kann sich auch einem IgE-vermittelten allergischen Prozeß (s. S. 120) aufpfropfen. In diesem Falle ist das atopische Allergen Wegbereiter der Hyperreaktivität. Dies kann zur Folge haben, daß trotz Absetzens des spezifischen Allergens die klinische Symptomatik beim Patienten persistiert.

Entsprechend der vorherrschenden klinischen Symptomatik wird das Syndrom in eine **sekretorische** und **vasomotorische** Variante unterteilt.

Wichtige Krankheitsbilder mit nasaler Hyperreaktivität sind vasomotorische Rhinitis, allergische Rhinitis, NARE-Syndrom (**n**on-**a**llergisches **r**hinitisches **e**osinophiles Syndrom), nasale Mastozytose und Analgetika-Pseudoallergie.

Therapie

Vasomotorische Rhinitis s. nächste Seite, NARES, Mastozytose, Analgetika-Pseudoallergie s. S. 130. Allergische Rhinitis s. S. 120.

Vasomotorische Rhinopathie (Vasomotorische Rhinitis)

Die mit einer Behinderung der Nasenatmung sowie wäßriger Nasensekretion einhergehende Erkrankung tritt meist zwischen dem 25. und 55. Lebensjahr erstmals auf. Pathophysiologisch handelt es sich um ein Hyperreaktivitätssyndrom der Nasenschleimhaut (s. S. 118). Eine Rolle spielt die Freisetzung von Mediatoren, der jedoch keine immunologischen Faktoren zugrunde liegen. Auslösende **exogene Faktoren** sind mechanische Irritation, Stäube, Temperaturwechsel, Rauch, Medikamente (Kontrazeptiva!) sowie trockene Luft. Auch der Langzeitgebrauch abschwellender Nasentropfen stört die Schleimhautfunktion (Rhinitis medicamentosa, toxische Rhinitis). Daneben gibt es **endogene Ursachen** wie Störungen des autonomen Nervensystems, der Schilddrüse und Nebennieren. Bei Frauen können auch hormonelle Umstellungen während der Gravidität (Schwangerschaftsrhinopathie) oder Menopause zu Beschwerden führen.

Therapie

Sie hat das Ziel, die pathologische Freisetzung von Mediatoren zu vermeiden.

Bei exogenen Beschwerden: Karenz. So sollen toxisch wirksame α-Sympathomimetika (abschwellende Nasentropfen) oder pseudoallergisch wirksame Medikamente (s. S. 130) abgesetzt, Gase, Dämpfe und Stäube gemieden werden.

Bei der endogenen Form: Behandlung einer eventuell vorhandenen Grundkrankheit.

Sind Karenz bzw. Therapie einer Grundkrankheit nicht möglich oder unzureichend: medikamentöse Behandlung:

- **Bei einer Obstruktion** verwenden wir lokal Beclomethasondipropionat (z. B. Tiovalon® 2 × 1 Stoß/die, Beconase® 4 × 1 Sprühstoß/die), oder bei Versagen der Therapie DNCG (z. B. Lomupren® 4 × 1

Sprühstoß/die) oder ein topisches Antihistaminikum (Azelastin [Allergodil®, 2 × 1 Sprühstoß/die]). Steht die **Rhinorrhö** im Vordergrund, kann auch Ipratropiumbromid (Atrovent® 4 × 1 Sprühstoß/die in die Nase) versucht werden. Bei **Insuffizienz der lokalen Therapie** werden zusätzlich Antihistaminika (z. B. Zaditen®, Hismanal®, Omeril®, Lisino®) angewandt.

- **In schweren Fällen:** Karenz- und Sequentialtherapie mit oder ohne systemische Kortikoid- und Antihistaminikagabe (Tab. 7.8). Besonders bei der durch Abusus abschwellender Nasentropfen verursachten Form der Erkrankung wird durch die Sequentialtherapie die Zahl der α-Rezeptoren in der Nasenschleimhaut wieder erhöht.

Bei Muschelhyperplasie sind eine Muschelkaustik oder Konchotomie zur Volumenreduktion der entsprechenden Concha als adjuvante Therapie unmittelbar vor der Arzneimitteltherapie zweckmäßig.

Allergische Rhinitis

Genetisch determinierte IgE-Immunopathie, bei der über den »priming effect« eine zusätzliche unspezifische Hyperreaktivität der Nasenschleimhaut (s. S. 118) beteiligt sein kann. Klinisch wird die allergische Rhinitis in eine saisonale, eine perenniale sowie eine kombinierte Form eingeteilt (Abb. 7.4).
Saisonale Beschwerden werden durch Allergene ausgelöst, welche nur zu bestimmten Zeiten des Jahres auftreten (Tab. 7.2), am häufigsten ausgelöst durch Pollenallergene

Abb. 7.4 Wirkprinzip der Hyposensibilisierung. a) Beim nichtbehandelten Allergiker trifft das Allergen auf korrespondierende, an Mastzellen gebundene IgE-Antikörper. b) Durch die Hyposensibilisierung kommt es zur Bildung von blockierenden

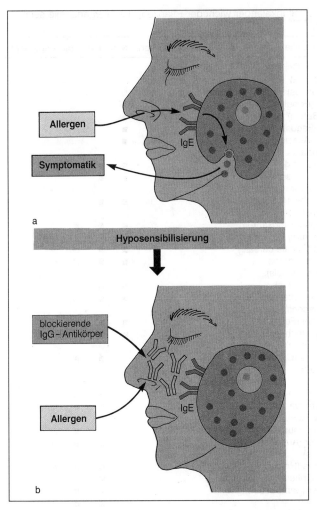

IgG-Antikörpern. Dabei neutralisieren die in der Nasenschleimhaut in der Überzahl vorkommenden Antikörper das Allergen, bevor es mit einem mastzellgebundenen IgE-Antikörper reagieren kann.

Tab. 7.2 Blühkalender wichtiger Pflanzen, die Allergenquelle sein können

Allergenquelle	Feb.	März	April	Mai	Juni	Juli	Aug.	Sept.
Haselnuß (Corylus)	■	■	■					
Weide (Salix)	□	■	■					
Ulme (Ulmus)	□	■	■	□				
Pappel (Populus)		■	■	□	□			
Birke (Betula)		□	■	■				
Buche (Fagus)			■	■				
Falsche Akazie (Robinia pseudacacia)			■	■				
Segge (Carex)			□	■	■	□		
Wiesenfuchsschwanz (Alopecurus pratensis)			□	■	■	□	□	□
Ried-, Schein-, Sauergräser (Cyperaceen)			□	■	■	□	□	□
Ruchgras (Anthoxantum odoratum)			□	■	■	■	□	
Roggen (Secale cereale)				■	■	□	□	
Wiesenrispengras (Poa pratensis)				■	■	□	□	□
Trespe (Bromus)				■	■	□	□	□
Goldhafer (Trisetum flavescens)				■	■	□	□	□
Schwingel (Festuca)				■	■	■	■	
Spitzwegerich (Plantago lanceolata)				■	■	■	■	□
Kammgras (Cynosurus cristatus)				□	■	■	□	□
Lieschgras (Phleum pratense)				□	■	■	□	□
Lolch (Lolium-Arten)				□	■	■	□	
Rohrglanzgras (Phalaris arundiacea)				□	■	■	□	
Liguster (Ligustrum vulgare)				□	■	■	□	
Glatthafer (Arrhenaterum elatius)				□	■	■	■	□
Honiggras (Holcus)				□	■	■	■	□
Weizen (Triticum vulgare)					■	□		
Holunder (Sambucus nigra)					■	■		
Linde (Tilia)					■	■		
Mais (Zea Mays)					□	■	□	□
Goldrute (Solidago-Arten)						□	■	■

■ Hauptblüte
□ Vor- und Nachblüte

von Gräsern, Kräutern, Bäumen, aber auch durch Allergene bestimmter Schimmelpilzsporen.

Perenniale Beschwerden werden durch Allergene verursacht, denen der Patient das ganze Jahr über ausgesetzt ist und die mehrheitlich aerogen und in seltenen Fällen enteral aufgenommen werden. Klassische perenniale aerogene Allergenquellen sind Hausstaubmilben, Epithelien und Sekrete von Haustieren sowie bestimmte Schimmelpilze. Bei fehlender oder unzureichender Therapie kommt es zur Exazerbation der allergischen Erkrankung mit Zunahme der Sensibilisierung des Patienten gegenüber den die Beschwerden auslösenden Allergenen, Verbreiterung des Allergenspektrums und Organausbreitung.

Therapie

▶ **Kausale Therapie** (Tab. 7.3):
Karenz: Wenn möglich vollständige Allergenkarenz. Diese bestmögliche Form der Behandlung eignet sich fast nur bei monovalenten Sensibilisierungen gegenüber beruflichen und tierischen Allergenen.
Eine Teilkarenz wird als Umgebungssanierung, z. B. bei Hausstaubmilben zur Reduktion der Allergenquellen durchgeführt. Zur Bestimmung der Umgebungsbelastung mit Hausstaubmilben steht der »Acarex-Test« zur Verfügung, der die guaninhalti-

Tab. 7.3 Therapie bei allergischer Rhinitis: Die Therapieformen sind hierarchisch entsprechend ihrer Bedeutung angeordnet

Kausal
- Karenz
- Teilkarenz
- Immuntherapie (Hyposensibilisierung)

Symptomatisch
- DNCG
- Lokale Kortisontherapie, lokale Antihistaminika
- Syst. Antihistaminika
- Operationen

Tab. 7.4 Teilkarenz gegen Milben. Ziel ist es, ungünstige Lebensbedingungen für die Milbe zu gestalten

- **Nahrung beseitigen:**
  Waschen von Bettzeug (auch Polsterbezüge, Vorhänge) einschl. Kissen (waschbar), Möbeln und Matratzen (waschbar oder abwaschbar)
- **Luftfeuchtigkeit senken:**
  Lüften von Zimmer und Bett
- **Temperatur senken:**
  Schlafzimmertemperatur konstant unter 20 °C (z. B. 15 °C), Bett lüften
- **Milbe und Faeces beseitigen:**
  Waschen (s. o.), Staubbeseitigung (Zimmergestaltung muß dies technisch umfassend ermöglichen, keine Staubfänger)
- **Zimmergestaltung:**
  Waschbar statt nichtwaschbar, Kunststoff statt Naturfasern, reinigungsfreundlich statt Staubfänger

---

gen Exkremente nachweist. Die anschließende Vernichtung der Hausstaubmilben ist mit Benzylbenzoat (»Acarosan®-Schaum oder -Feuchtpulver«) möglich. Die einmalige jährliche Behandlung von Matratzen, Polstermöbeln und Teppichen führt zur Reduktion der Milbenpopulation und somit der Allergenkonzentration, wobei der Sanierungserfolg mit dem »Acarex-Test« in 3monatigen Abständen überprüft und gegebenenfalls nachbehandelt werden kann.

Weiterhin können die Lebensbedingungen der Milben so verändert werden, daß deren Überleben erschwert wird (Tab. 7.4), d. h. alte Matratzen sind durch neue, bei 60 °C waschbare zu ersetzen, »Staubfänger«, wie dicke Teppiche, sollen beseitigt und statt dessen Kunststoff- oder Parkettböden gewählt werden. Gardinen brauchen nicht entfernt zu werden, da sich dort nur wenig menschliche und tierische Hautschuppen als Hauptnahrungsquelle für die Hausstaubmilben finden.

Beim Neukauf von Polstermöbeln ist glatten (Kunst-)-Lederbezügen der Vorzug zu geben, da die Milben sie

Tab. 7.5 Grundregeln der Hyposensibilisierung

- begleitende Karenzmaßnahmen
- 1–2, in Ausnahmefällen höchstens 3–5 Allergene im Therapieextrakt
- erreichte Enddosis entscheidend
- keine Dosissteigerung bei Nebenwirkungen
- Dosisreduktion bei Fortsetzungsbehandlung
- inkompatible Allergene nicht in einen Extrakt

---

nicht durchdringen und damit die Polstermaterialien nicht erreichen können.

Ältere und feuchte Häuser sind für den Milbenbefall begünstigt. Neue, zentralbeheizte Schlafräume mit Temperaturen von 15–18 °C und relativer Feuchte unter 50 % sind vorzuziehen.

Hyposensibilisierung: Zur kausalen Behandlung zählt auch die Immuntherapie (Tab. 7.5) mit Allergenextrakten. Bei der Hyposensibilisierungsbehandlung werden dem Patienten ein bis drei unterschiedliche krankheitsauslösende Allergene in langsam ansteigender Konzentration in regelmäßigen Zeitabständen subkutan injiziert mit dem Ziel, daß der Patient auf natürliche Exposition schwächer reagiert. Hyposensibilisierungsextrakte werden heute meist als Semidepotextrakte, adsorbiert an Aluminiumhydroxid, verabreicht. Aufgrund des Depoteffekts kann die Zahl und Häufigkeit der Injektionen reduziert werden.

Die notwendige mündliche Aufklärung des Patienten unterstützen wir durch ein Merkblatt. Die Behandlung saisonaler Allergien beginnt präsaisonal, wobei eine möglichst hohe Enddosis unmittelbar vor Beginn der natürlichen Allergenexposition erreicht werden soll. Dies wird während zwei folgenden Wintern wiederholt. Die ebenfalls mögliche kosaisonale Weiterführung über 3 Jahre mit reduzierter Allergendosis bleibt dem sehr Erfahrenen vorbehalten. Perenniale Allergien, z. B. Hausstaubmilbenallergie, werden

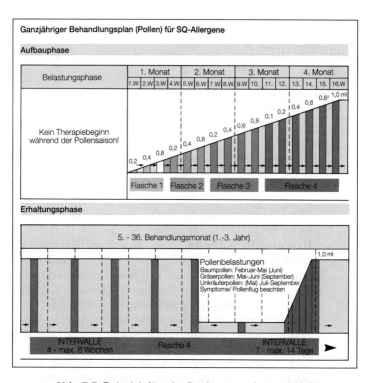

Abb. 7.5 Beispiel für ein Dosierungsschema bei Hyposensibilisierung mit einem Semidepot-Präparat (z. B. ALK-SQ Scherax®), welches entsprechend den Vorschriften der WHO hinsichtlich Charakterisierung, Stabilität und Standardisierung hergestellt wurde. Qualitativ abweichende Semidepot-Präparate und wässerige Extrakte folgen einem anderen Dosierungsschema (s. Herstellerangaben).

perennial hyposensibilisiert, wobei zusätzlich Teilkarenz eingehalten werden soll.

Die Gabe der Allergenextrakte erfolgt bei den meisten Präparaten in 7–14tägigen Abständen in aufsteigender Dosierung (s. Beispiel in Abb. 7.5). Die Injektion erfolgt **subkutan** durch den Arzt an der Streckseite

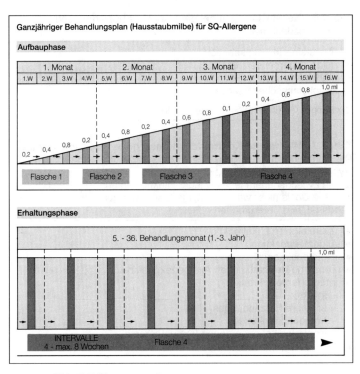

Abb. 7.5 (Fortsetzung)

des Oberarms etwa eine Handbreit oberhalb des Olekranons nach Aspiration in zwei Ebenen, wobei intravasale Injektion unbedingt vermieden werden muß. Im Anschluß an die Injektion folgt eine 30minütige Nachbeobachtungsphase im Hinblick auf Lokal- und Allgemeinreaktionen, die gegebenenfalls zu behandeln sind (s. Tab. 7.6).

Vor jeder neuen Injektion ist eine Zwischenanamnese zur Erfassung von Kontraindikationen (Tab. 7.7) zu erheben und der Patient nach der Verträglichkeit der vorangegangenen Spritze sowie aku-

Tab. 7.6 Nebenwirkungen bei der Hyposensibilisierung und Vorsorgemaßnahmen

- übersteigerte Lokalreaktion
- milde Allgemeinreaktion
- starke Allgemeinreaktion
- anaphylaktischer Schock

Vorsorge: Griffbereite Schockapotheke

Tab. 7.7 Wichtigste Kontraindikationen gegen Dosissteigerung.
Die Kontraindikationen gegen eine Dosissteigerung während einer Hyposensibilisierungstherapie werden durch eine regelmäßige, sorgfältige Zwischenanamnese vor jeder Injektion erkannt. Je nach Situation wird die Dosis nicht weiter gesteigert, sondern gesenkt oder die Behandlung wird unterbrochen

- übersteigerte Lokalreaktion
- Allgemeinreaktion
- Injektionsintervall zu lang
- Zunahme der natürlichen Allergenexposition
- interkurrente Erkrankung
  - Infekte
  - schwere Entzündungen
  - Immunerkrankungen
  - Kontraindikationen gegen Immuntherapie
- Neue Allergenextraktflasche

ten Infekten zu fragen. Akute eitrige oder fieberhafte Infekte erfordern den Verzicht auf die Injektion. Sind Schutzimpfungen geplant, ist die Hyposensibilisierungsbehandlung eine Woche vorher zu unterbrechen und 2–3 Wochen später wieder aufzunehmen. In der Schwangerschaft soll keine Behandlung begonnen werden.

Prognose

Bei korrekter Durchführung sind bei der saisonalen Rhinitis Therapieerfolge in 60–90 % der Fälle zu erzielen.

Therapie

▶ Symptomatische Therapie

Arzneimitteltherapie: Die Arzneimitteltherapie der allergischen Rhinitis (s. Tab. 7.8) wird nach insuffizienter oder bei nicht möglicher kausaler Behandlung eingeleitet. Die Medikamente hemmen die Synthese, Freisetzung oder Bindung biochemischer Mediatoren, wirken also in der biochemischen Phase der allergischen Sofortreaktion.

Bei akut auftretenden Krankheitserscheinungen oder nicht vermeidbarer saisonaler Exposition werden initial für 8 Tage abschwellende Nasentropfen sowie zusätzlich für die Dauer der Beschwerden ein topisch wirksames Kortisonderivat, z.B. Budesonid (Pulmicort®) oder ein topisches Antihistaminikum (Azelastin [Allergodil®] 2 × 1 Sprühstoß/die) verordnet. Bei Versagen soll auf protektive Substanzen, wie DNCG (z.B. Intal® oder Lomupren®, 4 × 1 Sprühstoß/die in jede Nasenseite) oder Antihistaminika (z.B. Zaditen®, Hismanal®, Lisino® 1–2 × 1 Tbl./die) umgestellt werden.

Bei primär chronischen Verläufen kann mit DNCG begonnen werden, bei Versagen kann statt dessen Beclomethasondipropionat (z.B. Beconase®) oder ein topisches Antihistaminikum (Azelastin [Allergodil®] 2 × 1 Sprühstoß/die) gegeben werden. Zusätzlich kommt ein Antihistaminikum, z.B. Astemizol oder Ketotifen (Hismanal®, Zaditen®, 1–2 × 1 Tbl. bzw. Kps./die) in Betracht.

Operative Zusatztherapie: Pathologisch-anatomische Veränderungen der Nase (Septumdeviation, Muschelhyperplasie, Polypen) können die allergisch bedingte Behinderung der Atmung verschlimmern. Deren operative Beseitigung kann wesentlich zum Behandlungserfolg beitragen.

Notfalltherapie bei Anaphylaxie.

Tab. 7.8 Indikationen zur antiallergischen Arzneimitteltherapie

Indikationen zur Kurzzeitmedikation	Medikation
• Akute Manifestation bei unvermeidbarer Exposition	Abschwellende Nasentropfen[1] (für 8 Tage) plus Kortisonderivat oder Antihistaminikum lokal[2] (Bei Versagen: DNCG[3]) bis Expositionsende plus evtl. syst. Antihistaminikum[4,5]
• Diagnostik nicht abgeschlossen	Je nach Akuität wie unter 1 oder 4
• Bedrohliche allergische Sofortreaktionen	Adrenalin i.v., plus Antihistaminikum i.v., plus Kortison (1 g) i.v. plus organspezifische Maßnahmen[6]
Indikationen zur Langzeitmedikation	Medikation
• Insuffizienz der Kausaltherapie	DNCG[3] und/oder Antihistaminika[2,4,5] (Bei Versagen: Beclomethasondipropionat[2])

[1] Otriven®, Nasivin®
[2] Tiovalon®, Beconase®, Pulmicort nasal®, Allergodil®
[3] Lomupren®
[4] Zaditen®, Hismanal®, Lisino®
[5] Omeril®, Tavegil®
[6] z.B. Berotec Spray® (bei Asthma bronchiale Anfall), Volumensubstitution (beim anaphylaktischen Schock)

Pseudoallergische Rhinitis, Analgetika-Pseudoallergie (sogenannte Analgetikaintoleranz), Asthma-Trias

Pseudoallergien der Nasenschleimhaut zeigen das klinische Bild einer Allergie. Es handelt sich um nasale Hyperreaktivitäten (daher Symptome wie eine Allergie) unterschiedlicher

Genese, die auf einen exogenen Stimulus hin (scheinbares Allergen) manifest werden. Ein immunologischer, an eine Sensibilisierung gebundener Reaktionsablauf fehlt allerdings, so daß tatsächlich **keine Allergie** vorliegt. Bei einer Acetylsalicylsäure-Pseudoallergie ist beispielsweise eine Hemmung der Cyclooxygenase mit nachfolgender Verschiebung des Gleichgewichtes der Prostaglandinsynthese und der Leukotriene ursächlich.

Pseudoallergische Reaktionen folgen häufig auf die Gabe nichtsteroidaler Analgetika, Lokalanästhetika, Anästhetika und Muskelrelaxanzien, von Röntgenkontrastmitteln, Fluoreszin, Plasmaproteinen und Antibiotika (s. Tab. 7.9). Besteht eine Eosinophilie, handelt es sich möglicherweise um ein NARES-Syndrom. Asthma-Trias: Bei Patienten mit Nasenpolypen und Asthma bronchiale liegen in 30–40% pseudoallergische Reaktionen auf nichtsteroidale Analgetika oder den Lebensmittelfarbstoff Tartrazin vor. Auch eine Reaktion

Tab. 7.9 Pharmaka, die anaphylaktoide pseudoallergische Reaktionen auslösen können

- Nichtsteroidale Analgetika
  (z. B. Acetylsalicylsäure)
- Lokalanästhetika
  (z. B. Procain, Lidocain, Tetracain)
- Barbiturate
  (z. B. Thiopental, Thiobutabarbital)
- Opiate
  (z. B. Morphin, Fentanyl, Droperidol)
- i. v.-Anästhetika
  (z. B. Propanidid, Ketamin, Althesin)
- Muskelrelaxantien
  (z. B. Succinylcholin, Pancuronium)
- kolloidale Volumenersatzmittel
  (z. B. Dextran, Hydroxyäthylstärke, Humanalbumin)
- Röntgenkontrastmittel
  (z. B. Amidotrizoat, Iothalamat)
- Antibiotika
  (z. B. Penicillin, Polymyxin)

in Form von Urtikaria oder Angio-Ödemen (s. a. Quincke-Ödem des Kehlkopfes S. 220) ist möglich.

Therapie

Karenz: Alle möglicherweise eine Pseudoallergie auslösenden Medikamente sollen gemieden werden. Bei Aspirin-Pseudoallergie kann beispielsweise versucht werden, Acetylsalicylsäure durch Paracetamol (z. B. Ben-u-ron®) zu ersetzen. Da Patienten mit Analgetika-Pseudoallergie gehäuft auch auf Lokalanästhetika, Narkotika und Kontrastmittel reagieren, ist vor Operationen eine Medikamententestung durch den Dermatologen, eventuell zusätzlich mit Histaminfreisetzungstest und RAST zu empfehlen, um so gefährdende Medikamente meiden zu können. Das Testergebnis bietet jedoch keinen sicheren Schutz vor Komplikationen. Präoperativ kann eine H_1- und H_2-Rezeptorblockade mit Antihistaminika (Clemastin [Tavegil®] und Cimetidin [Tagamet®]) durchgeführt werden. Diese Vorsorge ist insbesondere bei Kranken mit Asthma-Trias zu empfehlen, da diese wegen Polyposis der Nase und der Nasennebenhöhlen operiert werden müssen.

Nasenbluten (Epistaxis)

P. K. Plinkert

Nasenbluten ist keineswegs immer ein harmloses Ereignis. Es kann als sogenanntes »unstillbares« Nasenbluten zu lebensbedrohlichen Zuständen führen und ist dann nur durch ein rasches Eingreifen zu beherrschen. Unterschieden werden lokale Blutungsquellen [Läsionen am Locus Kiesselbachii, gutartige Tumoren, z. B. juveniles Nasenrachenfibrom, Malignome, Traumata, Rhinitis sicca anterior, Septumper-

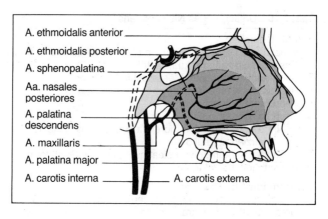

Abb. 7.6 Blutversorgung der lateralen Nasenwand über das Stromgebiet der A. carotis externa und interna.

foration etc.) und symptomatische Blutungsursachen (arterielle Hypertonie, Arteriosklerose, hämorrhagische Diathese, Infektionskrankheiten, s. Tab. 7.10).

Therapie

Bei leichten Blutungen bringt man zunächst einen Wattebausch getränkt mit Privin® (1:1000)/Pantocain® (2%) in die Nasenhaupthöhle ein. Die herbeigeführte Vasokonstriktion führt in vielen Fällen bereits zu einer Blutstillung. Nach 5 Minuten wird der Wattebausch entfernt. Die Oberflächenanästhesie dient gleichzeitig der Vorbereitung weiterer Lokalmaßnahmen. Steht die Blutung, so muß die Ursache abgeklärt und behandelt werden. Besteht keine spezifisch zu behandelnde Ursache, so soll der Patient die Nasenschleimhaut für 1–2 Wochen mit privinhaltiger Nasenemulsion (Rezeptur s. S. 159) $4 \times \frac{1}{2}$ Pipette/die pflegen.

Tab. 7.10 Ursachen des Nasenblutens

Lokale Ursachen
- Verletzungen (»Mikrotrauma«, am Locus Kieselbachii, Nasenbein-, Nasenscheidewandfraktur, Mittelgesichts-, Rhinobasisfraktur)
- Spontanblutung Locus Kieselbachii, M. Osler
- Rhinitis sicca anterior
- Septumperforation
- Fremdkörper, Rhinolith
- Benigne und maligne Tumoren (z. B. juveniles Nasenrachenfibrom, Adenokarzinom, Leukose)
- Blutender Septumpolyp (teleangiektatisches Granulom)
- Konstitutionelle Faktoren

Symptomatische Ursachen
- Infektionskrankheiten (z. B. Masern, Grippe)
- Gefäß- und Kreislaufkrankheiten (z. B. Arteriosklerose, arterielle Hypertonie)
- endokrine Ursachen (z. B. Phäochromozytom, Schwangerschaft)
- hämatologische Erkrankungen
  - Thrombopathien (z. B. M. Werlhof)
  - Koagulopathien (z. B. Faktor 8-Mangel)
  - Vasopathien (z. B. Purpura Schoenlein-Henoch, M. Rendu-Osler)
- Stoffwechselstörungen (z. B. Urämie)

Steht die Blutung nicht oder nur fraglich, so kann bei einer Blutung aus dem Locus Kiesselbachii eine gezielte Elektrokoagulation durchgeführt werden. Erst in zweiter Linie erfolgt eine lokale Verätzung mit Silbernitrat (5–15 %). Zu beachten ist, daß eine Verätzung niemals beidseits an korrespondierenden Stellen des Septums in einer Sitzung erfolgen sollte. Zu groß ist hierbei die Gefahr einer Septumperforation, die wiederum Ausgangspunkt einer Blutung sein kann. Ferner sollte niemals eisenchloridhaltige, sogenannte blutstillende Watte verwendet werden. Diese führt zu ausgedehnten, flächenförmigen Verätzungen mit konsekutiver Narbenbildung und Perforationsgefahr.

Bei schwerer Blutung oder wenn die Blutung durch die bisherigen Maßnahmen nicht zum Versiegen gebracht werden konnte, wird eine beidseitige, vordere Nasentamponade mit einem Salbenstreifen (1 m × 1 cm) gelegt (Abb. 7.7). Der Salbenstreifen wird mäanderförmig von hinten nach vorne oder von oben nach unten in die Nasenhöhle eingelegt. Als Widerlager sollte die kontralaterale Seite gleichermaßen tamponiert werden, auch wenn sie nicht blutet. Die Tamponade sollte außen an der Nase fixiert werden, um eine Aspiration zu vermeiden (Abb. 7.7).

Bei persistierender Blutung aus den dorsalen Abschnitten der Nase ist zusätzlich zur vorderen Nasentamponade noch eine hintere Nasentamponade erforderlich. Hierzu wird beidseits je ein Doppelballonkatheter (z. B. Xomed Epistat®; Pneumatischer Nasentubus [nach Masing] Rüsch®) von vorne durch die Nasenhaupthöhlen bis zum Nasopharynx eingeschoben und aufgeblasen (vor Einführen prüfen, ob Ballons aufblasbar und dicht sind!) (Abb. 7.8). Wegen der Gefahr z. T. beträchtlicher Schleimhautschäden sollten die Doppelballonkatheter nach spätestens 4–5 Tagen entfernt werden.

Führt die Ballontamponade nicht zur Blutstillung oder liegt eine extrem starke Blutung (z. B. bei einer Mittelgesichts-Rhinobasisfraktur vor, so muß eine Bellocq-Tamponade in Narkose eingeführt werden (Abb. 7.9). Da das Einbringen dieser Tamponade für den Patienten sehr belastend ist, sollte sie möglichst nicht in Lokalanästhesie, sondern in Narkose gelegt werden. Der Gaze- oder Schaumstofftampon der Bellocq-Tamponade soll etwa die Größe des Daumenendgliedes des Patienten haben und wird transoral in den Epipharynx eingeführt. Er wird durch 2 transnasale Fäden, die vor dem Nasensteg (Kompresse zum Schutz vorher auf Nasensteg) verknüpft werden, gesichert. Ein 3. Faden wird transoral belassen (mit Pflaster auf Wange befestigen) und er-

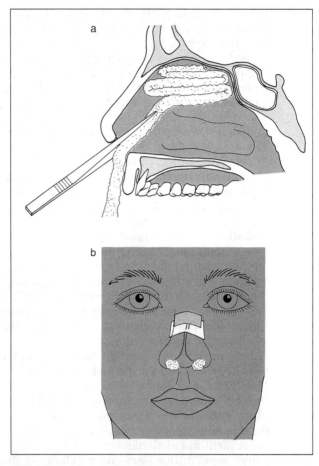

Abb. 7.7 Vordere Nasentamponade. a) Einlegen einer vorderen Nasentamponade aus Salbenstreifen schichtweise. b) Die Enden sind mit Fäden (rot) armiert und auf dem Nasenrücken fixiert.

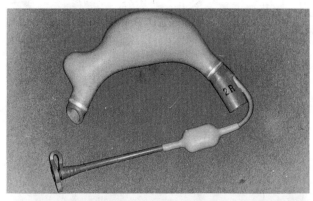
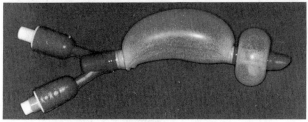

Abb. 7.8 Aufblasbare Nasentamponade. a) Pneumatischer Nasentubus nach Masing, Hersteller: Rüsch®. b) Xomed®-Epistat.

leichtert die spätere Entfernung der Tamponade (gegebenenfalls ohne Narkose) (Abb. 7.9 d).
Führen die Tamponaden zu einer Blutstillung, so werden sie routinemäßig 4 Tage belassen. In dieser Zeit wird nach den möglichen extranasalen Blutungsursachen (Tab. 7.10) gefahndet. Zusätzlich erfolgt eine Antibiotikaprophylaxe mit Doxycyclin (z. B. Doxy-Wolff® 100 1 × 1 Tbl./die; Vibramycin 1 × 1 Tbl./die) oder alternativ Cotrimoxazol (z. B. Cotrimforte ratiopharm® 2 × 2 Tbl./die; Eusaprim® forte 2 × 2 Tbl./die). Wird die Tamponade nach 4 Tagen ge-

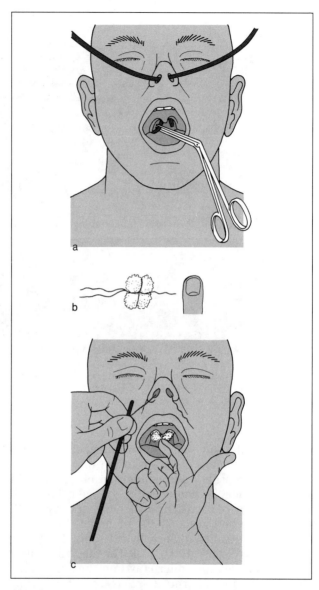

Abb. 7.9 Nasentamponade nach Bellocq. a) Flexible Gummischläuche (z. B. Absaugkatheter) werden durch den unteren Nasengang in den Nasopharynx und von dort in den Oropha-

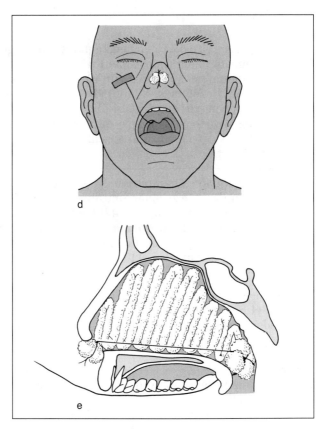

rynx geschoben. Das Ende wird mit einer Zange gefaßt und aus dem Mund geführt. b) Herstellung der Tamponade. Dabei wird die eine Seite der daumenendgliedgroßen Tamponade (mit Patientendaumen vergleichen) mit zwei und die andere mit einem Faden armiert. c) Die beiden Fäden der Tamponade werden jeweils an das Ende eines aus dem Nasopharynx ragenden Gummischlauches geknüpft und durch Zug an den Gummischläuchen wird die Tamponade in den Nasopharynx verlagert und mit dem Zeigefinger in die korrekte Position gebracht. d) Die beiden nasalen Fäden werden vor dem Nasensteg über einem Tupfer verknüpft. Zum leichteren Entfernen wird der dritte Faden von der Tamponade zum Mund herausgeführt und mit Pflaster an der Wange fixiert. e) Ansicht der Tamponade nach Bellocq in ihrer endgültigen Lage, mit einer zusätzlichen vorderen Nasentamponade aus Salbenstreifen, im medianen Sagittalschnitt.

zogen, so wird die Ursachendiagnostik weitergeführt, indem vor allem endoskopiert wird. Als lokale Nachbehandlung der Schleimhaut ist Nasenemulsion mit Privin® (Rezeptur s. S. 159) (4 × $^1/_2$ Pipette/die) für 3 Wochen zu empfehlen. Daran kann sich eine 3- bis 4wöchige Therapie mit Glukose-Nasenemulsion (2 × $^1/_2$ Pipette/die) anschließen.

Prognose

Bei adäquater Therapie gut. Sekundär kann es durch die Tamponade zu einer Sinusitis (s. S. 146) und/oder einem Paukenerguß (s. S. 44) kommen.

Ferner können die Haltefäden der Tamponade am Nasenflügel und der Columella einschneiden und zu einer Sekundärinfektion führen.

Therapie

Bei Sekundärinfektion am Naseneingang: Haltefaden lockern. Lokalbehandlung mit antibiotikahaltiger Salbe (z.B. Aureomycin®-Salbe).

Prophylaxe

Bei einer Bellocq-Tamponade sollte vor dem Verknoten der transnasal durchgeführten Haltefäden eine kleine Kompresse schützend vor die Columella gelegt werden.

Unstillbares Nasenbluten

Führen auch Bellocq-Nasentamponaden nicht zum Blutungsstillstand, so liegt ein sogenanntes »unstillbares« Nasenbluten vor (Abb. 7.10).

Therapie

Gefäßunterbindung, Gefäßclippung: Die unterschiedliche arterielle Versorgung der einzelnen Nasenabschnitte über das Stromgebiet der Carotis interna oder externa erfordert die Lokalisation der Blutungsquelle in der Nasenhaupthöhle. Die mittlere Muschel wird von zahlreichen Autoren als Trennungslinie dieser beiden Systeme angegeben (Abb. 7.6). Bei Epistaxis im Versorgungsbereich der A. carotis externa (unterhalb der mittleren Muschel) ist die Unterbindung der A. maxillaris nahe am Blutungsort oder der A. carotis externa oberhalb des Abgangs der A. thyreoidea superior die Methode der Wahl (Abb. 7.10).

Blutungen kranial der mittleren Muschel, also aus dem Versorgungsgebiet der Aa. ethmoidales aus dem Carotis-interna-Stromgebiet werden durch Unterbindung oder Clippung der Aa. ethmoidales vor ihrem Eintritt in das Siebbeinzellsystem an der medialen Orbitawand gestillt (Abb. 7.10).

Prognose

Eine exakte Lokalisation der Blutungsquelle (ggfs. Angio-CT, Angio-NMR oder Angiographie) vorausgesetzt, erweist sich die Gefäßunterbindung als sehr wirksame Maßnahme. In Ausnahmefällen kann es jedoch durch reichliche arterielle Kollateralen auch nach erfolgter Gefäßligatur zu einer persistierenden Blutung kommen, so daß gegebenenfalls weitere Gefäßunterbindungen erforderlich werden.

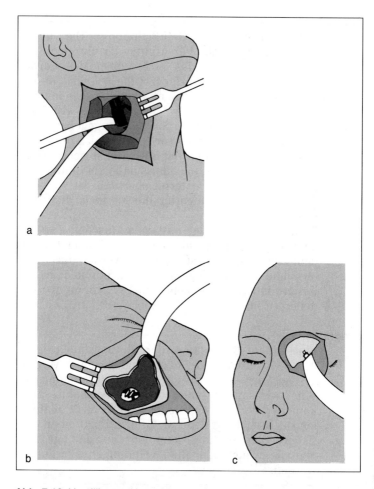

Abb. 7.10 Unstillbares Nasenbluten. a) Ligatur der A. carotis externa distal des Abgangs der A. thyreoidea superior. b) Unterbindung der A. maxillaris in der Fossa pterygopalatina. c) Clippen der Aa. ethmoidales.

Formveränderung der Nase, Septumpathologie

E. Biesinger

Septumdeviation

Das Leitsymptom der Septumdeviation ist die behinderte Nasenatmung. Die behinderte Nasenatmung kann zu sekundären Störungen wie Beeinträchtigung des Riechvermögens, Beeinträchtigung der Belüftung einzelner Nasennebenhöhlen (rezidivierende Sinusitis) (s. S. 151) und Kopfschmerzen führen. Gelegentlich ist eine Behinderung der Nasenatmung Ursache für Schnarchen (s. S. 160) mit resultierender Schlafstörung, Leistungsabfall und auch Infektanfälligkeit. Infolge einer Minderbelüftung der Eustachischen Röhren kann eine klinisch wirksame Septumdeviation Ursache einer Tubenventilationsstörung (s. S. 43) mit allen Folgen für das erkrankte Ohr sein. Eine vermehrte Mundatmung führt zur chronischen Pharyngitis und Laryngitis.

Gleichzeitig bestehende Lungenerkrankungen können verschlimmert werden.

Oft geht die Septumdeviation einher mit einer pathologischen Vergrößerung der Nasenmuscheln (Muschelhyperplasie), welche ihrerseits zu einer zusätzlichen Beeinträchtigung der Nasenatmung führt.

Therapie

Operative Begradigung des Septums mit seinen deviierten knöchernen und knorpeligen Anteilen.
Bei gleichzeitiger Hyperreaktivität (z.B. bei Septumsporn) s. S. 118.

Septumperforation

Es handelt sich um eine Unterbrechung der Nasenscheidewand und damit um eine offene Verbindung zwischen den Nasenhaupthöhlen. Meist ist sie Folge eines Traumas, einer Septumoperation, chronischer Rhinitis, Kokainschnupfens oder anderer Noxen.
Eine Septumperforation kann symptomlos sein. Bei kleinen Perforationen kann unter Umständen ein pfeifendes Geräusch beim Ein- und Ausatmen entstehen. Zumeist tritt eine Krustenbildung an der Perforation auf, damit ist ein leichtes Nasenbluten verbunden.
Der Patient klagt über eine trockene Nase. Eine Rhinitis sicca (s. S. 108) ist möglich.

Therapie

Bei symptomlosen Perforationen: Eine plastische Deckung der Perforation ist nicht nötig.
Bei leichten Beschwerden: (Krustenbildung, Nasenbluten) kann oft eine Besserung durch tägliche Nasenduschen mit milden Salzlösungen (z. B. Emser Salz echt® eine Messerspitze auf eine halbe Tasse lauwarmes Wasser) oder mit Emulsionen (z. B. Nasenemulsion mit Glukose, s. S. 159) erreicht werden.
Bei stärkeren Beschwerden wird die plastische Deckung der Perforation durchgeführt. Dies erfolgt durch Deckung mit lokalen Schleimhautlappen aus der Umgebung der Perforation, z. B. durch Einschlagen von Schleimhaut der unteren Nasenmuscheln. Bei größeren Defekten kann auch Schleimhaut vom Mundvorhof in die Nase als gestielter Schleimhautlappen transferiert werden. Größere Perforationen erfordern oft mehrere Operationssitzungen, welche nicht selten frustran verlaufen. In diesen Fällen ist vor der Entscheidung zur Operation zunächst die Einlage eines Obturators (Silikonplatte, z. B. Firma Xomed®) zum Verschluß der Perforation sinnvoll

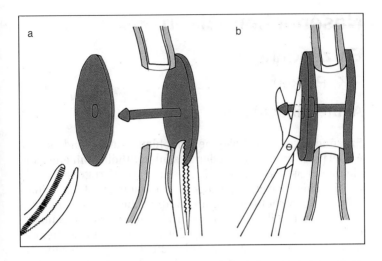

Abb. 7.11 Zweiteiliger Silikon-Obturator (z.B. Xomed®) zum prothetischen Verschluß einer Septumperforation. a) Durchführung der Verankerung für das Gegenstück durch die Perforation. b) Überstülpen der Silikonplatte und Kürzen der Verankerung.

(Abb. 7.11). In manchen Fällen erbringt bereits die Einlage eines Obturators zufriedenstellende Ergebnisse.

Prognose

Der operative Septumperforationsverschluß ist undankbar. Besonders bei großen Perforationen kommt es nicht selten zu kleinen Rezidivperforationen.

Nasennebenhöhlen

Entzündungen

P. K. Plinkert

Akute Sinusitis

Entzündungen des Nasennebenhöhlensystems sind häufig, wobei jeder banale Infekt der Nasenhaupthöhle mit einer Begleitsinusitis assoziiert sein kann. Das Erregerspektrum weist neben Viren, Diplococcus pneumoniae, Haemophilus influenzae, Streptokokken und Staphylokokken seltener Anaerobier und Pilze auf. Je nach Erreger kann die Sinusitis nichtpurulent (katarrhalisch) oder purulent sein: Gemeinsames Merkmal aller Nebenhöhlenentzündungen ist ein zum Teil stechender und pulsierender Schmerz, welcher sich beim Bücken und Anheben schwerer Lasten verstärkt.

Therapie

Die Behandlung besteht immer aus den Maßnahmen I bis III, nur bei eitriger Sinusitis erfolgt zusätzlich antibiotische Behandlung (Maßnahme IV):

I. Wiederherstellung von Drainage und Ventilation der betroffenen Nasennebenhöhle. Einfachste Maßnahme ist die lokale Applikation eines α-Sympathomimetikums für 1–3 Wochen (Naphazolin, Tetryzolin oder Xylometazolin, z. B. Otriven® 4 × 3 Tr./die, Kinder: Otriven® 0,05% 4 × 2 Tr./die). Besteht der Verdacht auf eine eitrige Sinusitis und/oder zeigt sich bei der Rhinoskopie eine exzessive Schwellung der Nasenschleimhaut oder liegt bereits eine beginnende orbitale Komplikation vor, ist es zweckmäßig, 1–5 Tage lang 1–3 × täglich eine »hohe Einlage« mit α-Sympathomimetika-getränkter Watte (Abb. 7.12) in den mittleren Nasengang für 15 Minuten einzuführen. Anschließend kann mit dem Muckschen Saugglas

(Abb. 7.13) durch Sog gegebenenfalls Eiter abgesaugt werden. Fließt bei weiterhin bestehendem Eiterverdacht dieser nicht ab, sind eine Nebenhöhlenspülung und/oder Muschelabspreizung (Siebbein) indiziert.

II. Sekretolyse: Zähes Sekret, idealer Nährboden für das Bakterienwachstum, kann durch Gabe von Sekretolytika für 1–3 Wochen verflüssigt werden: Acetylcystein (Fluimucil® Granulat 100 bzw. 200 mg/die; Kinder von 3–14 Jahren: 3 × 100 mg/die; Erwachsene: 3 × 200 mg/die); Ambroxol (z.B. Mucosolvan® Saft; Erwachsene: an den ersten 2–3 Tagen 3 × 10 ml/die, anschließend 3 × 5 ml/die). Als Phytothera-

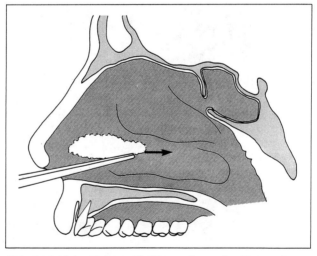

Abb. 7.12 Hohe Einlage. Einführen einer mit einem α-Sympathomimetikum getränkten Watte in den mittleren Nasengang.

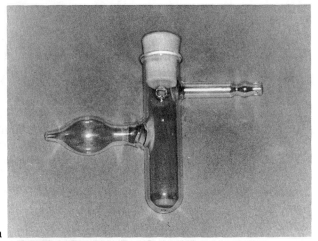

Abb. 7.13 Mucksches Saugglas (Hersteller: Karl Hecht, Sondheim). a) zum Absaugen von Sekret und Eiter aus dem Nasennebenhöhlensystem. b) Es wird an einen Sauger angeschlossen, an eine Nasenöffnung gepreßt und der Patient sagt mehrfach Kuckuck oder Tante. Dabei öffnet und schließt der Arzt die seitliche Öffnung am Glas im Sekundentakt.

peutikum hat sich Sinupret® 3 × 2 Drg./die bewährt. Damit diese Medikamente ihre Wirkung entfalten können, muß der Patient viel trinken.
III. Inhalationen: Die Tröpfchengröße bestimmt den Wirkungsort. So erfolgt der Niederschlag bei einer Tröpfchengröße über 10 µm vorwiegend in der Nase und im Rachen, bei 5–10 µm in der Trachea und bei 5 µm im Tracheobronchialsystem. Dies bedeutet, daß schon eine einfache Inhalation mit Wasserdampf (Topf mit heißem Wasser) im Falle einer akuten Sinusitis zu einer subjektiven Linderung der Beschwerden führt. Wir empfehlen Wasserdampfinhalationen (einmal täglich für 1–3 Wochen) mit einem Zusatz an ätherischen Ölen (z. B. »Koburg-Tropfen« [Rp. 7.5]) oder Kamille (Kamillosan®). Bei der Inhalation mit Acetylcystein ist wegen der Gefahr eines akuten Bronchospasmus Vorsicht geboten.
IV. Antibiotikatherapie: Nur bei einer purulenten Sinusitis führt man zur Verhinderung gefährlicher Komplikationen eine systemische Antibiotikatherapie durch.
Bei leichten Formen: Amoxicillin (z. B. Amoxicillin-ratiopharm® 750; Clamoxyl® 750 mg 3 × 1 Tbl./die) oder Doxycyclin (z. B. Doxy-Wolff® 100; Vibramycin® 100–200 mg/die). Alternativ empfehlen wir bei Penicillinallergie: Erythromycin (z. B. Erythromycin-Wolff®, Paediathrocin-Saft) und bei Kindern: Cotrimoxazol (z. B. Cotrim-ratiopharm®).
Bei schweren Formen: Amoxicillin plus Clavulansäure (z. B. Augmentan® 3 × 2,2 g/die). Wenn die Beschwerden über mehr als 10 Tage persistieren, muß gegebenenfalls eine Umstellung der Medikation in Abhängigkeit vom Ergebnis des Antibiogramms erfolgen.
Besonderheiten bei Kindern: s. S. 154.

Rp. 7.5: Tropfen nach Koburg	
Ol. Eucalypti	
Ol. Menthae pip	
Ol. Terebinthinae	aa 1,0
Spiritus 90 %	ad 10,0
10 Tropfen auf 1 l Wasser; zum Inhalieren	

Prognose

Bei adäquater Therapie: Gute Prognose. Rezidive oder eine postakute chronische Sinusitis können bei anatomischen Hindernissen (z. B. Septumdeviation, Muschelhyperplasie, Polyposis) auftreten.

Bei inadäquater Therapie drohen der Übergang in eine postakute chronische Sinusitis (s. S. 151) sowie sinugene orbitale und/oder endokranielle Komplikationen.

Bei Daueranwendung von α-Sympathomimetika (länger als 4 Wochen) Entwicklung einer Rhinopathia medicamentosa.

Bei Säuglingen und Kleinkindern: Zur Vermeidung einer Intoxikation ist eine Anpassung der α-Sympathomimetika-Dosierung erforderlich.

Badesinusitis

Bei der Badesinusitis spielen pathogenetisch die bakterielle Verunreinigung des Wassers, der Unterdruck in den Nasenhaupt- und -nebenhöhlen beim Tauchen sowie die Abkühlung der Schleimhaut eine zentrale Rolle.

Therapie

Im Mittelpunkt steht die Verbesserung der Ventilation und Drainage der Nasennebenhöhlen durch

Vasokonstringenzien: α-Sympathomimetika: Naphazolin, Tetryzolin oder Xylometazolin (z.B. Otriven®-Nasentropfen 0,1%). Weitere Einzelheiten siehe akute Sinusitis S. 146.

Prognose
Gut.

Chronische Sinusitis

Bei manifester chronischer Sinusitis oder wenn eine akute Nasennebenhöhlenentzündung durch intensive konservative Maßnahmen einschließlich wiederholter Spülungen (ca. 6mal) nicht zur vollständigen Ausheilung kommt (postakute chronische Sinusitis), ergibt sich die Indikation zur operativen Sanierung der betroffenen Nebenhöhle und/oder zur Beseitigung eines anatomischen Passagehindernisses in der Nase.

Therapie
Bei Beteiligung der Kieferhöhle: Verbesserung der Ventilation und Drainage durch endoskopische oder mikrochirurgische Resektion des Processus uncinatus und Erweiterung des Ostium naturale (Engstellenchirurgie oder »minimal invasive surgery«, Abb. 7.14 u. 7.16). Meist reicht die Verbesserung der Belüftung und des Sekretabflusses aus, um die nachgeschaltete Nebenhöhle auf Dauer auszuheilen. Nachbehandlung s. S. 158. Bei alleinigem Befall der Kieferhöhle muß bei 10% der Entzündungen von einer dentogenen Ursache ausgegangen werden. Häufig ist nach Zahnsanierung die endonasale Sanierung der Kieferhöhle durch »minimal invasive surgery« möglich.
Bei Befall der Stirnhöhle: Endonasale endoskopische oder mikrochirurgische Erweiterung des Reces-

152 — Gesicht

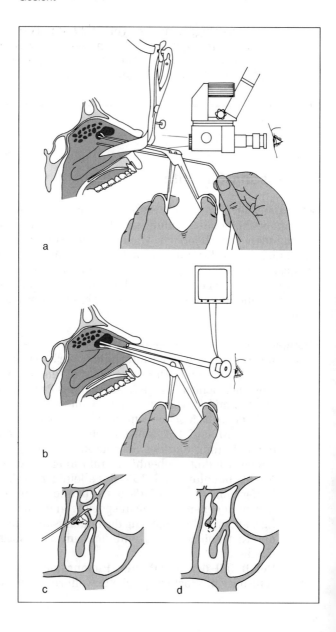

sus frontalis als Engstellenchirurgie (»minimal invasive surgery«). Ist das Stirnhöhlenlumen komplett erfaßt: extranasale Eröffnung und Drainage über einen Kilian-Schnitt (Abb. 7.15).
Bei Beteiligung der Keilbeinhöhle: Endonasale endoskopische oder mikrochirurgische Ethmoidektomie (Abb. 7.14) mit Eröffnung der Keilbeinhöhlenvorderwand. Bei ausgeprägter Sinusitis sphenoidalis extranasaler Zugang (Kilian-Schnitt Abb. 7.15) über die Siebbeinzellen. Nachbehandlung.
Bei Beteiligung von Siebbeinzellen: Endonasale endoskopische oder mikrochirurgische Ausräumung nur der betroffenen Siebbeinabschnitte als »minimal invasive surgery« (Abb. 7.14).
Bei gleichzeitiger Septumdeviation und/oder Muschelhyperplasie zusätzliche operative Korrektur s. S. 143.
Bei Kindern: S. 154.

Prognose
Gut, jedoch sind Rezidive trotz operativer Therapie möglich. Ohne Operation drohen orbitale und/oder endokranielle Komplikationen.

◄ **Abb. 7.14** Endonasale Operation der linken Siebbeinzellen und des Infundibulums der linken Stirnbeinhöhle unter (a) mikroskopischer oder (b) endoskopischer Sicht zumeist als Minimal invasive Chirurgie. (c) Medialverlagerung der mittleren Muschel und Resektion des Processus uncinatus. (d) Selektive Ausräumung der erkrankten Siebbeinzellen (nach Messerklinger und Stammberger).

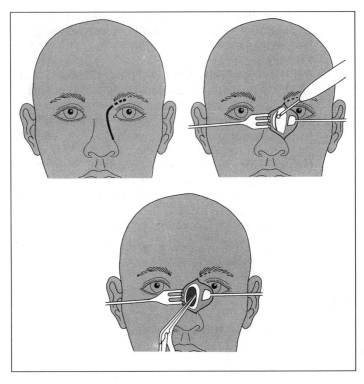

Abb. 7.15 Extranasale Siebbein-, Keilbeinhöhlen- und Stirnhöhlenoperation. a) Schnittführung nach Kilian; b) Nach Auslösen des Tränensacks Eröffnung des vorderen Siebbeins. c) Ausräumung des Siebbeinzellsystems und ggf. der Keilbeinhöhle. Bei voller Ausnützung der Schnittführung (gestrichelte Linie) ist auch die Stirnhöhlenoperation möglich.

Nasennebenhöhlenentzündung des Kindes (Kinder-Sinusitis)

Die Kinder-Sinusitis ist von der altersabhängigen Pneumatisation der Nebenhöhlen (isolierte Entzündungen der Kieferhöhle ab dem 4., der Stirnhöhle ab dem 6. und der Keilbein-

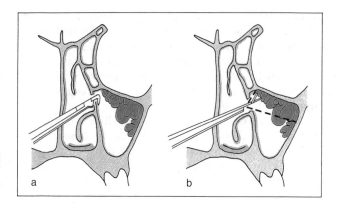
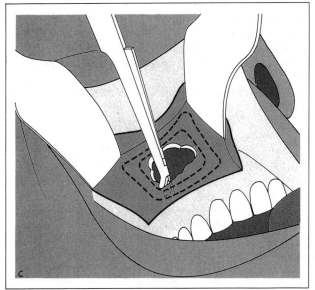

Abb. 7.16 Kieferhöhlenoperationen. a, b) endoskopische Operation als Minimal invasive Chirurgie; a) Anlegen eines Fensters im mittleren Nasengang; b) Inspektion und Entfernung der erkrankten Schleimhaut unter endoskopischer Sicht; c) Konventioneller Zugang über die faziale Kieferhöhlenwand (heute selten).

höhle ab dem 10. Lebensjahr) abhängig. Prädisponierende Faktoren mit entscheidender pathogenetischer Bedeutung sind Adenoide und die Nasenmuschelhyperplasie. Ferner können eine Choanalatresie und das juvenile Nasenrachenfibrom zugrunde liegen. Während akute Nasennebenhöhlenentzündungen wie bei Erwachsenen mit einer ausgeprägten Symptomatik einhergehen, sind die Symptome der chronischen Entzündung oft sehr diskret. »Okkulte« Verlaufsformen gehen meist von einer Ethmoiditis aus. In diesen Fällen stehen Allgemeinsymptome (Husten, unklare Temperaturerhöhungen, Bauchschmerzen, Nachlassen der schulischen Leistungen etc.) im Vordergrund.

Therapie

Die Nebenhöhlen selbst werden zunächst konservativ behandelt (s. S. 146); zusätzlich jedoch operative Beseitigung prädisponierender Faktoren.
Bei Rachenmandelhyperplasie: Adenotomie (s. S. 187);
Bei Nasenmuschelhyperplasie: Nasenmuschelkaustik.

Prognose

Unbehandelt oder bei inadäquater Therapie kommt es zu Appetitlosigkeit, Gedeihstörungen, Sekundärerkrankungen im Bereich des Gastrointestinaltraktes, der Nieren sowie der Bronchien und der Lunge (s. S. 160 sinubronchiales Syndrom). Entwicklungsstörungen und Nachlassen der schulischen Leistungen sind die Folge.

Okkulte Ethmoiditis, chronische Ethmoiditis

Häufig tritt nur ein einzelnes Symptom auf. Beispielsweise werden von den Patienten lediglich frontal betonte Cephalgien oder rezidivierende Pharyngitiden angegeben. Meist erkennt man in diesen Fällen bei der Rhinoscopia anterior und der Übersichtsaufnahme des Nasennebenhöhlensystems im okzipitodentalen Strahlengang keinen wesentlichen pathologischen Befund. Die Nasenendoskopie mit Hopkins-Optiken sowie die Computertomographie (koronare Schichtung nach Zinreich) lassen jedoch in diesen Situationen oft diskrete Entzündungsherde im mittleren Nasengang bzw. im vorderen Siebbein erkennen. Die Diagnose wird im CT nach Zinreich gestellt (Abb. 7.17).

Therapie

Operativ: Ziel der Behandlung ist die Wiederherstellung einer ausreichenden Belüftung und Drainage auch der nachgeschalteten Nasennebenhöhlen. Computertomographisch nachgewiesene Foci und Polypen werden gezielt endonasal-endoskopisch oder endonosal-mikroskopisch entfernt. Das Ausmaß der jeweiligen Operation richtet sich somit nach dem endoskopisch und insbesondere computertomographisch

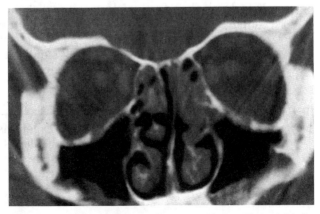

Abb. 7.17 Computertomographie einer okkulten Ethmoiditis in koronarer Schnittebene (nach Zinreich).

gesicherten Befund (sog. »minimal invasive surgery«, Engstellenchirurgie, Abb. 7.14): Resektion des Processus uncinatus, Ausräumung der betroffenen Siebbeinzellen und Erweiterung der Ostien miterkrankter Nebenhöhlen. Hopkins-Endoskope mit einem Blickwinkel von 0 bis 120 Grad oder das Operationsmikroskop erlauben einen guten Überblick über das Operationsgebiet. Orbitale und endokranielle Operationskomplikationen lassen sich hierdurch auf ein Minimum reduzieren.

Nachbehandlung: Wesentlicher Bestandteil der endonasalen Nebenhöhlenchirurgie ist die Nachbehandlung. Intraoperativ eingelegte Gummifingerlingstamponaden werden am 2. bis 4. Tag post operationem entfernt. Anschließend ist die Wundhöhle sorgfältig von Wundsekret und Krusten zu befreien und durch Instillation einer Kortison-/Antibiotika-haltigen Salbe (z.B. Messerklinger-Salbe Decoderm® trivalent) und Nasenemulsion (s. Rp. 7.6: Naphazolinhaltige Nasenemulsion) mit Hilfe eines Wattedrillers zu pflegen. Reinigung und Salbeninstillation sollten bis zum 7. postoperativen Tag täglich durch den Arzt erfolgen, zusätzlich führt der Patient 3 Wochen lang 4mal täglich $\frac{1}{2}$ Pipette Nasenemulsion mit Naphazolin (Rp. 7.6) in die Nase ein. Ambulante Nachuntersuchungen/Behandlungen führen wir nach 2 und 6 Wochen zur erneuten Krustenentfernung und Salbeninstillation durch.

Prognose

Chronisch entzündliche Schleimhauthyperplasien in den nachgeschalteten Nasennebenhöhlen können wieder vollständig ausheilen, wenn die physiologische Belüftung wiederhergestellt wurde.

Nasenemulsionen

Rp. 7.6: Nasenemulsion mit Naphazolin

Glucose H_2O	2,5
Menthol	0,05
Sol. Naphazolin: 1:1000	5,0
Eucerin anh.	10,0
0,1 neutrale	ad 50,0

MDS Nasenemulsion mit Pipette

Rp. 7.7: Nasenemulsion mit Glucose

Glucose H_2O	2,5
Menthol	0,05
Eucerin anh.	10,0
Ol. neutrale	ad 50,0

MDS Nasenemulsion mit Pipette

Rp. 7.8: Nasenemulsion mit Fortecortin®

Glucose-Monohydrat	2,5
Menthol	0,05
Fortecortin®	8 mg
Sol. Naphazolin 1:1000	5,0*
Eucerin anh.	10,0
Cl. Neutrale	ad 50,0

MDS Nasenemulsion mit Pipette

* Kann je nach Indikation mit oder ohne Naphazolin verordnet werden.

Sinubronchiales Syndrom

Enge anatomische und funktionelle Zusammenhänge zwischen den oberen und unteren Luftwegen führen dazu, daß Erkrankungen der Nase und des Nasennebenhöhlensystems sekundär deszendierend Reaktionen auch in den tieferen Abschnitten der Bronchien und Lunge nach sich ziehen können. Auch eine aszendierende Erkrankung ist möglich (»bronchorhinologischer Mechanismus«).

Therapie
Einzelheiten siehe chronische Sinusitis S. 151, Kinder-Sinusitis S. 154, allergische Rhinitis, Polyposis nasi.

Schlaf-Apnoe-Syndrom, Schnarchen, Ronchopathie
E. Biesinger

Obstruktive Erkrankungen der oberen Luftwege wie hyperplastische Tonsillen (s. S. 190), hyperplastische Adenoide (s. S. 187), tiefstehende und/oder schlaffe Gaumenbögen, Septumdeviation (s. S. 143) mit Muschelhyperplasie (s. S. 143), Zungengrundhyperplasie sowie Veränderungen des Unterkiefers und/oder des Oberkiefers können zu nächtlichem Schnarchen führen.

Beim Erwachsenen können diese Veränderungen zum harmlosen Gelegenheitsschnarchen über fließende Übergänge bis zum habituellen Schnarchen und schließlich zum gefährlichen Schlaf-Apnoe-Syndrom mit einem Abfall der Sauerstoffsättigung bis unter 60% führen. Unter den habituellen Schnarchern findet man sehr häufig den sogenannten »Velumschnarcher«, bei dem das Schnarchgeräusch durch eine lange und/oder breite Uvula, einen kurzen Abstand zwischen weichem Gaumen und Rachenhinterwand und einen stark ausgeprägten hinteren Gaumenbogen hervorgerufen wird.

Zur Bestimmung der Ursache und der Lokalisation der Enge im oberen Respirationstrakt sind HNO-ärztliche Diagnostik mit Rhinometrie, Endoskopie, Analyse des Schnarchgeräusches und kieferorthopädische Diagnostik (Radiokefalometrie) erforderlich. Bei Verdacht auf Apnoephasen zusätzliche Diagnostik im Schlaflabor mit Pulsoxymetrie.

Therapie

Restriktion das Schnarchen fördernder Noxen wie Alkohol oder sedierender Medikamente vor dem Schlafengehen.

Beim adipösen Patienten: Gewichtsreduktion.

Bei nachgewiesenen Atemwegshindernissen: Beseitigung des Hindernisses, d. h. bei behinderter Nasenatmung Septumplastik (s. S. 143) mit Verkleinerung der unteren Nasenmuschel; bei hyperplastischen Adenoiden die Adenotomie (s. S. 187), bei hyperplastischen Tonsillen die Tonsillektomie (s. S. 190). Bei hyperplastischem Zungengrund Abtragung der Zungengrundtonsille z. B. mit dem Laser oder Koagulator.

Beim Velumschnarcher: Uvulopalatopharyngoplastik (UPPP nach Futita/Pirsig) mit Tonsillektomie, Raffung der Schleimhaut beider Gaumenbögen und plastischer Kürzung der Uvulaspitze unter Erhalt des M. uvulae.

Bei Kieferanomalien: Funktionskieferorthopädische Maßnahmen; z. B. mit Prothesen, die ein Zurückfallen des Unterkiefers verhindern sollen, unter Umständen kieferchirurgische Eingriffe.

Bei operationsrefraktärer Schlafapnoe. Versorgung des Patienten mit einem Gerät zur Überdruckbeatmung während des Schlafes (nCPAP-Gerät [nasal continuous positive airway pressure] z. B. Weinmann, Hamburg).

Ultima ratio bei Patienten mit schwerem Schlaf-Apnoe-Syndrom. Tracheostomie (s. S. 231).

Prognose

Beim Gelegenheits- und Velumschnarcher gut.
Konservative Maßnahmen wie Weckvorrichtungen verhindern einen Tiefschlaf und sind deshalb abzulehnen.
Bei manifestem obstruktivem Schlaf-Apnoe-Syndrom sind durch die UPPP in 38 % gute Ergebnisse zu erwarten.
Eine nCPAP-Therapie wird aufgrund des apparativen Aufwandes nicht von allen Patienten toleriert.

Verletzungen

Nasenbeinfraktur

Nasenbeinfrakturen kommen in der Regel durch stumpfe Gewalteinwirkung (Fall, Stoß, Aufprall) zustande. Es kommt zur Schwellung infolge des Hämatoms, zum Schiefstand oder Einsinken der äußeren Nase, wobei letzteres anfangs oft noch durch die Schwellung verdeckt sein kann. Äußerlich können Platz- oder Rißwunden entstehen. Durch Einrisse im Naseninneren kann es zu heftigen Blutungen aus der Nasenschleimhaut kommen. Sofern das knöcherne oder knorpelige Nasenseptum mitfrakturiert ist, kann durch ein Septumhämatom, das als kissenartige pralle Schwellung des Septums imponiert, die Nasenatmung völlig blockiert werden. Die Diagnose kann durch das seitliche Röntgenbild der Nase gesichert werden.

Therapie

Reposition: Therapeutisch kommt eine Reposition (Abb. 7.18) durch manuellen Druck und (bei Absinken des Nasenbeins) eine Aufrichtung der Fragmente mit einem Elevatorium vom Naseninneren her in Betracht. Üblicherweise erfolgt eine innere Schienung der Nase durch eine Tamponade für 3 bis 4 Tage und eine äuße-

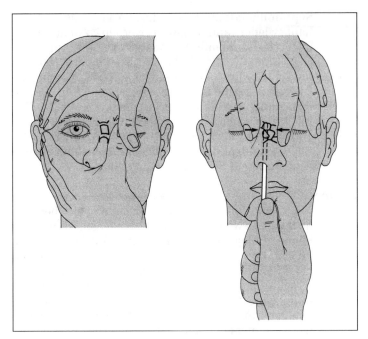

Abb. 7.18 Nasenbeinreposition. a) Manuelle Reposition bei nichtimprimierter Nasenbeinfraktur. b) Reposition imprimierter Fragmente mit dem Elevatorium.

re Schienung durch einen Gipsverband für eine Woche. Innerhalb der ersten Tage gelingen diese Repositionsmaßnahmen in der Regel problemlos.
Bei massiven Schwellungen wartet man allerdings 3–5 Tage ab und behandelt unter antibiotischer Abdeckung mit Ampicillin (z. B. Binotal® 3 × 2 g/die i.v., bei Kindern 100–200 mg/kg KG/die) oder Cefazolin (z. B. Gramaxin® 2–3 × 0,5–2 g/die i.v.). Bei Unverträglichkeit Doxycyclin (z. B. Doxy-Wolff® 100; Vibramycin® 100–200 mg/die) und mit feucht-kalten Umschlägen.

Septumhämatome müssen inzidiert und die Schleimhaut wieder antamponiert werden. Zunächst erfolgt eine antibiotische Abdeckung mit Ampicillin (z. B. Binotal® 3 × 2 g/die i. v., bei Kindern 100–200 mg/kg KG/die) oder Cefazolin (z. B. Gramaxin® 2–3 × 0,5–2 g/die i. v.) und Cotrimoxazol (z. B. Cotrim forte-ratiopharm®, Eusaprim® forte 2 × 2 Tbl./die). Bei Unverträglichkeit Doxycyclin (z. B. Doxy-Wolff® 100, Vibramycin® 100–200 mg/die).
Bei Septumfrakturen ist nach der Reposition oft eine Schienung mit Silikonplatten nützlich.

Prognose

Nach Reposition und exakter Schienung ergeben sich in der Regel weder funktionelle noch ästhetische Probleme. Gelegentlich verbleibende Deviationen des knöchernen oder knorpeligen Nasengerüsts können eine Behinderung der Nasenatmung verursachen. Es sollte dann immer zur Septorhinoplastik oder Septumplastik nach 9–12 Monaten geraten werden, da eine auf Dauer behinderte Nasenatmung Affektionen der Nasennebenhöhlen und der tieferen Luftwege begünstigt.
Bei unbehandeltem Septumhämatom besteht die Gefahr der Infektion und Abszeßbildung, im Gefolge derer es zu Knorpelnekrosen und zur späteren Ausbildung einer Sattelnase kommen kann.

Maligne Tumoren des Gesichtes
F. Bootz

Basaliom

Das Basaliom gehört zu den typischen malignen Hauttumoren bei Patienten höheren Alters (50.–80. Lebensjahr). Es wächst lokal destruktiv und kann gegebenenfalls selbst den benachbarten Knochen oder Knorpel angreifen. Eine Metastasierung kommt beim echten Basaliom nicht vor. In seltenen Fällen tritt der Übergang in ein Plattenepithelkarzinom auf. Dann kann allerdings eine Metastasierung auftreten. 80 bis 90 % der Basaliome kommen in den oberen beiden Gesichtsdritteln vor, davon etwa 30 % an der Nase.

Therapie

Operativ (Tab 7.11): Bei der Erstbehandlung (schon zur Diagnosestellung) ist die Exzision mit großer Sicherheitszone im Gesunden die Therapie der Wahl. Wegen der Gefahr radiogener Karzinome werden nur beim Greis Basaliome mit kleinem Durchmesser (weniger als 2 cm) bestrahlt. Allerdings lassen sich gerade diese Tumoren einfach in Lokalanästhesie entfernen, wobei dies vom Patienten besser toleriert wird. Größere Tumoren sind hingegen weniger strahlensensibel. Nach Bestrahlung tritt nicht selten ein Rezidiv auf.

Tab. 7.11 Therapeutisches Vorgehen bei Basaliomen im Gesicht

1. Exzision mit großem Sicherheitsabstand, zuvor eventuell bei klinisch nicht eindeutigem Befund Gewebeprobe
2. vorübergehende Defektdeckung mit Epigard®
3. histologische Kontrolle des Randschnitts auf Tumorfreiheit
4. Rekonstruktion bei Tumorfreiheit der Ränder, ansonsten Nachresektion und später Rekonstruktion

Rezidive, die nach primär operativer Entfernung entstanden sind, sollten möglichst nicht bestrahlt, sondern erneut operativ entfernt werden mit nachfolgender plastischer Defektdeckung.

Prognose

Ohne Operation ist die Prognose ungünstig. Da der Tumor langsam wächst und nicht metastasiert, kann sich der Krankheitsverlauf sehr lange hinziehen. Wird ein Basaliom bestrahlt, so kann man bei kleinen Tumoren zunächst eine Remission erreichen. Jedoch muß später mit der Entstehung eines radiogenen Karzinoms gerechnet werden.

Nach Operation ist die Prognose günstig, falls der Tumor soweit entfernt werden konnte, daß alle Ränder und der Grund frei von Basaliomgewebe sind. Im fortgeschrittenen Stadium können selbst nach ausgedehnter operativer Resektion Rezidive auftreten.

Mund

H.-P. Zenner

Herpes labialis

Vermutlich ist eine Aktivierung inkorporierten Virusgenoms die Ursache. Diese Aktivierung kann aktinisch (Sonne) ausgelöst sein, meist ist der Aktivierungsmodus jedoch unbekannt.

Therapie

Vioform Lotio (Rp. s. S. 31), Sonnenschutz, Sonnenschutzcreme mit höchstem Lichtschutzfaktor.

Prognose

Gute Remission, nicht selten Rezidive.

Herpes simplex, Stomatitis herpetiformis

Man sieht multifokale Bläschen, zum Teil auch Ulzerationen zumeist im Gaumen- und Wangenschleimhautbereich.

Therapie

Eine Kausaltherapie ist nicht bekannt. Die Mundpflege mit einem Antiseptikum (Gentianaviolett-Lösung 1 %, Hexoral®) zur Vermeidung von bakteriellen Superinfektionen ist zu empfehlen. Kortison ist kontraindiziert.

Prognose

Gut, sehr selten entwickelt sich eine Herpessepsis oder eine Herpesenzephalitis.

Herpes zoster

Diese Radikuloneuritis mit der Bildung charakteristischer Bläschen entsteht durch Reaktivierung des neurotropen Virusgenoms (Varizellen-Zoster-Virus). Aus der Genese folgt die typische segmentale Anordnung im Versorgungsbereich definierter Nerven.

Therapie

Systemische Behandlung mit Aciclovir-Infusionen, Aciclovir (Zovirax®) 5 mg/kg KG alle 8 h für fünf Tage. Zusätzlich Zovirax®-Creme, besser Vioform-Lotio (Rp. s. S. 31) lokal. Kortison ist kontraindiziert.

Prognose

In der Regel gut. Eine narbige Abheilung mit wochen- und monatelanger Schmerzpersistenz ist möglich (Therapie s. S. 30). Die Aciclovirtherapie soll die seltene Entzündungsausbreitung entlang dem beteiligten Hirnnerven (Vagus, Glossopharyngeus, Fazialis) bis zum Zentralnervensystem mit Ausbildung einer **Enzephalitis** verhindern.

Mundmykose, Candidiasis, Mundsoor

Man sieht abwischbare weißliche Herde und Membranen auf der Schleimhaut. Sie werden durch Candida albicans (Candidiasis, Mundsoor) induziert und gehäuft bei Abwehrschwäche, längerer Antibiotikagabe (Intensivstation), nach Zytostatikatherapie, Kortikosteroiden, Ovulationshemmern oder einer Strahlentherapie beobachtet.

Therapie

Lokale antimykotische Therapie: Nystatin (Moronal® Suspension 4–6 × täglich Mundspülung), Miconazol (Daktar®-Mundgel) oder Clotrimazol (Canesten®-Lösung, Spray oder Gel). Zusätzlich Betaisodona®-Mundspülung (4–6 × täglich im Wechsel mit Antimykotikum). Bei größerer Ausdehnung sowie Gefahr des Kehlkopf- und Bronchialbefalls müssen zusätzlich systemische Antimykotika gegeben werden.

Systemische antimykotische Therapie: Bei Candida albicans: Miconazol (Daktar®, 10–30 mg/kg KG/die i.v., max. 600 mg/die), oder Ketoconazol (Nizoral® 200 mg/die oral oder i.v.). Bei Candida albicans und/oder Aspergillus: Amphotericin B (z.B. Amphotericin B®, Dosierung Tab. 7.12). Die systemische Behandlung wird in ausreichender Dosierung über mehrere Wochen fortgeführt (wöchentliche Kontrollabstriche, Candidatiter). Zusätzlich erfolgt eine antiseptische Mundpflege und Spülung durch den Patienten oder Reinigung des Mundes durch Pflegepersonal mittels z.B. Hexoral®-Tupfern.

Tab. 7.12 Dosierung bei systemischer Gabe von Amphotericin B

1. Testdosis
   1 mg Amphotericin B in 200 ml 5 % Glukose
   (Infusionsdauer 1–2 Stunden)
2. nach Testdosis:
   10 mg Amphotericin B
   (Infusionsdauer 3–4 Stunden)
3. bei lebensbedrohlichen Infektionen (nach Gabe von 1 + 2) am gleichen Tag:
   0,3–0,5 mg/kg KG
   Dosissteigerung bis zu einer maximalen Gesamttagesdosis von 1 mg/kg KG
4. bei nicht akuten Infektionen
   Gabe von 2) und Steigerung der Dosis um 10 mg jeden Tag. Gabe von Amphotericin B jeden 2. Tag nach Erreichen der Tagesdosis von 0,8 mg/kg KG
5. Kreatinin >2 mg/dl: Dosisreduktion oder alternierende Gabe. Amphotericin B bei Hämodialyse: nicht dialysabel, Zusatzdosis nicht erforderlich.

Prognose

Die Prognose ist gut, sobald ein guter Allgemeinzustand des Patienten wiederhergestellt werden kann. Möglich sind aber auch eine Ausbreitung zum Kehlkopf und zu den Bronchien, eine Ausbreitung im Ösophagus-Magen-Darmtrakt sowie eine hämatogene Generalisierung.

Mundbodenabszeß

Bakteriell induzierte Schwellung, Rötung, Überwärmung des Mundbodens mit Einschränkung der Zungenbeweglichkeit, eventuell auch der Mundöffnung. Daneben Fieber und schlechter Allgemeinzustand.

Therapie

Abszeßspaltung: Dazu 2× täglich palpatorische Kontrolle auf Einschmelzung, falls möglich: Sonographie.

Bei Einschmelzung Punktion und Abszeßspaltung entlang der liegenden Punktionskanüle (zumeist von außen). Falls eine Sialoadenose und/oder Speichelsteine die Ursache sind: Submandibulektomie und/oder Gangschlitzung im Intervall. Bei dentogener Ursache Herdsanierung durch den Zahnarzt.

Antibiotische Behandlung mit Cefotaxim (z. B. Claforan® 2 × 1–2 g/die) oder Flucloxacillin (z. B. Staphylex® 3 × 1 g/die) oder Amoxicillin plus Clavulansäure (z. B. Augmentan® 3–4 × 2,2 g/die). Bei Umstellung auf orale Therapie: Amoxicillin (z. B. Clamoxyl® 750 mg 3 × 1 Tbl./die; Amoxicillin-ratiopharm® 3 × 750 mg/die) oder Cefalexin (z. B. Ceporexin® 1–4 g/die).

Bei Penicillin-Allergie: Erythromycin — teilweise Resistenz von Staphylokokken — (z. B. Eryhexal 500 Granulat® 2–3 × 1 bis zu 2 × 2 Btl.; für Kinder z. B. Eryhexal Trockensaft 30–50 mg/kg KG/die).

Bei Verdacht auf Anaerobierinfektion: Zusätzlich Metronidazol (z. B. Clont® 1,5–2 g/die).

Nach Erhalt des Antibiogramms gegebenenfalls Umstellung der Medikation.

Begleittherapie: Warme Enelbin®-Umschläge, breiige Kost; eventuell Nährsonde.

Prognose

Bei adäquater Therapie einschließlich Abszeßspaltung gute Prognose. Falls trotz Einschmelzung keine Abszeßspaltung durchgeführt wird: Lebensgefahr durch phlegmonöse Ausbreitung, Halsabszeß, Mediastinitis, Thrombophlebitis der V. jugularis und Sepsis. Ein Begleitödem des Kehlkopfeingangs mit Atemnot ist möglich.

Therapie

Bei Halsabszeß, Thrombophlebitis s. S. 240, bei Mediastinitis s. S. 241, bei Begleitödem des Kehlkopfes s. S. 205.

Mundbodenphlegmone, Angina Ludovici

Lebensgefährliche Komplikation eines Mundboden- oder Zungenabszesses.

Therapie

Operation: Sofortige breite Eröffnung von außen, Einführen eines oder mehrerer Drainagerohre zur mehrtägigen postoperativen Spülung mit Desinfektionsmittel (z. B. Rivanol®, H_2O_2 3 %).
Antibiotische Therapie: z. B. Cephalosporin (z. B. Claforan® 3–6 × 2 g/die oder Rocephin® 1 × 1–2 g/die) in Kombination mit einem Aminoglykosid z. B. Tobramycin (Gernebcin® 3 × 40 bis 3 × 80 mg/die, Dosierung nach Serumspiegel) plus Metronidazol (z. B. Clont® 1,5–2 g/die).
Alternativ als Reserveantibiotikum: Imipenem (Zienam® 3–4 × 0,5–1 g/die) bei Lebensgefahr.
Nach Erhalt des Antibiogramms gegebenenfalls Umstellung der Medikation.
Bei einem Begleitödem von Pharynx und Kehlkopf mit bedrohlicher Atemnot und Zyanose: Micronephrin-Spray oder Privin® in den Kehlkopf sprühen, anschließend Micronephrin-Vernebler. Kortison 1 g i. v. (z. B. Solu-Decortin-H®) (nicht mehr indiziert, wenn Phlegmone den Mundboden überschreitet).
Falls nicht möglich oder ohne Therapieerfolg: Intubation, notfalls Tracheotomie, Intensivpflege.

Prognose

Gut, wenn die Therapie dazu führt, daß die Phlegmone auf den Mundboden beschränkt bleibt. Akute Lebensgefahr bei Ausbreitung der Phlegmone zum Hals (s. S. 240) und zum Mediastinum.

Schwarze Haarzunge

Man sieht einen zottigen schwarz-grünen Belag nach längerdauernder Antibiotikatherapie oder bei einer Mykose.

Therapie

Falls möglich, Absetzen des Antibiotikums.

Bei Mykose: Lokale antimykotische Therapie: Wenn Candida albicans: Nystatin (Moronal® Suspension 4–6 × täglich Mundspülung) oder Miconazol (Daktar® Mundgel) oder Clotrimazol (Canesten® Lösung oder Spray oder Gel), zusätzlich Betaisodona® Mundspülung (4–6 × täglich im Wechsel mit Antimykotikum).

Bei schweren Mykosen: Systemische antimykotische Therapie. Bei Candida albicans: Miconazol (Daktar® 10–30 mg/kg KG/die i.v., max. 600 mg/die) oder Ketoconazol (Nizoral® 200 mg/die oral oder i.v.). Bei Candida albicans und/oder Aspergillus: Amphotericin B (z.B. Amphotericin B®, Dosierung Tab. 7.12).

Zur Desquamation der Zunge: Lokalapplikation von Acetylsalicylsäuretropfen bewährt (Gaze tränken und auflegen).

Grauweiß belegte Zunge

Man sieht grauweiße Beläge durch Hornschuppen bei einer Gastritis, Enteritis, Stomatitis und bei fieberhaften Infektionen.

Therapie

Behandlung der Grundkrankheit. Lokal kann eine Bepanthen®-Lösung oder ein Munddesinfiziens (Hexoral®) angewendet werden. Falls eine Desquamation der Beläge erwünscht ist, kann Acetylsalicylsäure-Lösung lokal appliziert werden (Gaze tränken und auflegen).

Stomatitis angularis (Perlèche, Mundwinkelrhagade)

Rhagaden mit leichten Blutungen und Schmerzen.

Therapie

Ursachen abklären und beseitigen (z.B. drückende Zahnprothese, Mykosis, reduzierte Abwehrlage, Diabetes mellitus, Eisenmangelanämie, bakterielle Infektion, Lues). Zusätzlich sowie bei ungeklärter Ursache: Ätzung mit Silbernitrat 5%–10%, falls zulässig: kortikoidhaltige Salbe (z.B. Volon® A Haftsalbe).

Stomatitis ulcerosa

Rötung, Schwellung, Druckschmerz, später oberflächliche, zum Teil auch tiefe Ulzeration der Mund-, Zungen- und Gingivaschleimhaut. Sie kann bis zum Hypopharynx und Larynx reichen. Im Abstrich sieht man gelegentlich Spirillen und Stäbchen (vergleiche Angina Plaut-Vincenti s. S. 198) oder Pilze.

Therapie

Anleitung zur Mund- und Zahnhygiene. Mundreinigung mit Desinfektionsmitteln (z.B. Gentianaviolett 1%, Hexoral®) durch eine Pflegekraft oder den Patienten. Bei positivem bakteriologischem Abstrich: Systemische antibiotische Behandlung entsprechend dem Antibiogramm; vor Erhalt des Antibiogramms:

z. B. Amoxicillin (Clamoxyl® 750 mg 3 × 1 Tbl./die; Amoxicillin-ratiopharm® 3 × 750 mg/die) oder Cefalexin (z. B. Ceporexin® 1–4 g/die) oder Cotrimoxazol (z. B. Cotrim-ratiopharm® forte 2 × 2 Tbl./die; Eusaprim® forte 2 × 2 Tbl./die). Bei Pilznachweis lokale antimykotische Therapie: Nystatin (Moronal® Suspension 4–6 × täglich Mundspülung) oder Miconazol (Daktar® Mundgel) oder Clotrimazol (Canesten® Lösung oder Spray oder Gel), zusätzlich Betaisodona® Mundspülung (4–6× täglich im Wechsel mit Antimykotikum), bei massiver Mykose systemische antimykotische Therapie. Bei Candida albicans: Miconazol (Daktar® 10–30 mg/kg KG/die i. v., max. 600 mg/die), oder Ketoconazol (Nizoral® 200 mg/die oral oder i. v.). Bei Candida albicans und/oder Aspergillus: Amphotericin B (z. B. Amphotericin B®, Dosierung Tab. 7.12). Bei starken Schmerzen: Pyralvex-Lösung® 30 Minuten vor dem Essen auftragen.

Prognose

Bei adäquater Behandlung gut.

Aphthen, Aphthosis

Man sieht einzelne, wenige Millimeter große, graue, sehr schmerzhafte Ulzera unbekannter Ursache. Sie können habituell-rezidivierend und familiär gehäuft auftreten.

Therapie

1–2× Ätzung mit Silbernitrat 15 %–30 %, gegebenenfalls in Oberflächenanästhesie (Xylocain® Spray). Selbstbehandlung durch den Patienten mittels Pyralvex® Lösung, die mit dem Finger 30 min vor dem Essen auf die Aphthe aufgetragen wird.

Prognose

Eine narbenlose Remission ist innerhalb weniger Tage zu erwarten. Häufige Rezidive sind möglich.

Erythema exsudativum multiforme, Stevens-Johnson-Syndrom

Fraglich exogen durch Arzneimittel wie Benzodiazepine, Abführmittel, Antibiotika sowie durch Erreger (Bakterien, Viren, Pilze) induzierte, zum Teil sehr ausgedehnte Blasenbildung an Lippe, Mundschleimhaut und Zunge mit schwerer Beeinträchtigung des Allgemeinbefindens, Lymphknotenschwellung und anfangs noch okkulter Augenbeteiligung mit Erblindungsgefahr. Befallen werden überwiegend männliche Jugendliche.

Therapie

Kortison (z. B. Solu-Decortin H®) hochdosiert systemisch, tägliche augenärztliche Kontrolle und gegebenenfalls Mitbehandlung, lokale Desinfizienzien (z. B. Hexoral®). Die systemische Kortisontherapie wird nach Abklingen der Symptomatik noch über 2–6 Wochen ausschleichend fortgeführt. Antibiotische Abdeckung mit Cotrimoxazol (z. B. Cotrim-ratiopharm® forte 2 × 2 Tbl./die; Eusaprim® forte 2 × 2 Tbl./die).

Prognose

Möglich ist eine bullös-ulzerierende Mitbeteiligung des Auges. Sie kann bis zur Erblindung führen. Daneben sind eine Beteiligung der Genitalschleimhaut und eine Generalisierung möglich.

Unter konsequenter Kortisontherapie ist eine Remission möglich. Nicht selten treten jedoch Rezidive auf.

Bei einem schubweisen Verlauf ist die Prognose sehr ernst (Erblindung!).

Allergische und pseudoallergische Glossitis

Sie entsteht exogen durch ein Allergen (Lebensmittel, Arzneimittel) oder pseudoallergisch (Arzneimittel, Monomere von Zahnprothesen und anderen zahnärztlichen Materialien). Auch ein Quincke-Ödem (s. S. 130) der Zunge ist möglich.

Therapie
Auffinden des krankheitauslösenden Agens und Karenz.

Unspezifische Glossitis

Uncharakteristische Zeichen sind Zungenbrennen, Geschmacksstörungen, umschriebener Papillenverlust (glänzende Lackzunge). Zahlreiche Ursachen (z. B. Diabetes mellitus, Magen-Darm-Störungen, Lebererkrankungen, Pilzerkrankungen, perniziöse und Eisenmangelanämie, Zahnkanten, Zahnstein, Gebißdruck) sind möglich.

Therapie
Ausschaltung der Ursache. Lokal können Bepanthen®-Lösungen, Kamille-Lösungen oder Volon® A Haftsalbe angewendet werden.

Lingua geographica

Landkartenartiges, fleckiges Aussehen des Zungenrückens, unbekannte Ursache.

Therapie
Nicht behandlungsbedürftig.

Leukoplakie, Hyperkeratose

Man sieht weißliche Flecken (Leukoplakie) oder kleine Epithelwucherungen (Hyperkeratosen). Es handelt sich dabei um eine Präkanzerose oder ein bereits bestehendes Karzinom (zumeist Carcinoma in situ oder beginnendes Plattenepithelkarzinom). Leukoplakien und Hyperkeratosen können exogen ausgelöst sein durch Zahnkanten, Zahnprothesen, Rauchen (Pfeife), Alkoholismus (Änderung der protektiven Speichelzusammensetzung) sowie eine Lues, einen Lupus erythematodes oder Lichen ruber planus begleiten. Häufig ist keine Ursache zu eruieren.

Therapie
Bei den zumeist kleinflächigen Veränderungen erfolgt die Exzision im Gesunden, histologische Aufarbeitung zum Ausschluß eines Karzinoms. Bei großflächigem Befall muß nach Malignomausschluß (Probeexzision) die Behandlung einer eventuell bekannten Grundkrankheit (Lues, LE, Lichen ruber) erfolgen. Ansonsten kann ein Therapieversuch mit Vitamin A (z.B. Taxovit Vitamin A 2 × 1 Kps./die) begonnen werden.

Speicheldrüsen

H.-G. Kempf

Akute bakterielle Sialadenitis der Gl. submandibularis oder sublingualis, akute eitrige Parotitis

Typisch ist die schmerzhafte Schwellung der Drüse, z. T. mit Eiterfluß aus dem Ausführungsgang. Vorwiegend duktogene Entstehung; prädisponierende Faktoren sind postoperative Zustände, mangelhafte Mundhygiene, dekompensierte diabetische bzw. urämische Stoffwechsellage u. ä. Häufig liegen Steinleiden bei Entzündungen der Gl. submandibularis zugrunde. Eine eitrige Parotitis kann auch nach Durchbruch eines Peri- oder Retrotonsillarabszesses (enorale Kontrolle!) in die Parotis auftreten.

Therapie

Abszeßspaltung: Bei Abszeßbildung sofort externe Spaltung (cave N. facialis, d. h. Schnittführung parallel zum N. facialis) mit Drainageeinlage. Postoperativ täglich Spülung z. B. mit Rivanol®. Falls die Entzündung nicht eingeschmolzen ist, zunächst lokal Umschläge mit Enelbin® (warm!) oder Rivanol®. Spaltung sobald Einschmelzung.

Antibiose: In jedem Fall hochdosiert und parenteral Antibiotika, Cotrimoxazol (z. B. Eusaprim forte®, Cotrim ratiopharm® forte 2 × 2 Amp./die i. v.); Amoxicillin mit Clavulansäure (z. B. Augmentan® 3 × 2,2 g/die i. v.); gegebenenfalls Korrektur nach Antibiogramm.

Sialagoga, z. B. Pilocarpin Tropfen 2 %, Lutschen von Zitronenscheiben (ungespritzt) und/oder sauren Drops.

Submandibulektomie: Nach Abheilung der Entzündung bei Sialolithiasis sowie nach Konsolidierung eines Abszesses der Gl. submandibularis ist die Entfernung der Drüse (Submandibulektomie) zur Rezidivprophylaxe angezeigt. Im Gegensatz zur Gl. submandibularis wird nach konsolidierter eitriger Parotitis i. d. R. keine Parotidektomie durchgeführt.

Akute virale Sialadenitis (Mumps)

Typisches Krankheitsbild ist die **Parotitis epidemica** (Mumps, Ziegenpeter). Des weiteren kommen Zytomegalie- und Coxsackievirusinfektionen vor. Die Diagnose wird klinisch und serologisch gestellt.

Therapie
Symptomatisch: Bettruhe, Antipyretika, Analgetika (z. B. Benuron® 1000 mg/die), kalte Umschläge (Wasser, wäßrige Pflanzenextrakte).

Prognose
Bei Mumps auf Ohr- und Hodenbeteiligung achten! Bei Zytomegalieinfektionen im Erwachsenenalter muß ein sekundärer Immundefekt ausgeschlossen werden (z. B. Lymphom, Leukämie, AIDS).

Prophylaxe
Mumpsschutzimpfung.

Allergische und pseudoallergische Sialadenitis, Quincke-Ödem

Flüchtige Schwellung der Speicheldrüsen als allergische oder pseudoallergische Reaktion zumeist auf Nahrungsmittel oder Medikamente.

Therapie

Meiden des auslösenden Agens (Karenz, s. S. 132), gegebenenfalls Antihistaminikum (z. B. Tavegil® 2 × 1 Tbl./die, Zaditen® 2 × 1 Tbl./die, Hismanal® 1 × 1 Tbl./die, Lisino® 2 × 1 Tabl./die).

8 Sprech- und Sprachstörungen

D. Becker

Sprechstörungen (Störungen der Artikulation)

Rhinophonie, Rhinolalie, Näseln

Rhinophonia clausa, Rhinolalia clausa, geschlossenes Näseln, Hyporhinophonie

Es besteht eine mechanische oder funktionelle Verlegung der Nasenhaupthöhlen bzw. der Nasennebenhöhlen (Septumdevitation, Polyposis nasi, Traumatisierung des Gaumensegels, z. B. Velopharyngostenose).

Therapie

Bei anatomischer Ursache: Operation, z. B. Septumplastik, Nebenhöhlenoperationen, Muschelkaustik etc.

Bei funktioneller Hyporhinophonie: Logopädische Therapie, z. B. Stimmgebung bei gleichzeitiger Nasenatmung, Summübungen mit Vokalen etc.

Prognose

Abhängig von der Grunderkrankung, zumeist gut.

Rhinophonia aperta, Rhinolalia aperta, offenes Näseln, Hyperrhinophonie

Es besteht eine übermäßige nasale Resonanz (z. B. Gießkannenklang) bei der Aussprache, die sowohl aufgrund organischer Veränderungen als auch durch habituelle oder psychogene Ursachen bedingt sein kann.

Therapie

Therapie des Grundleidens, z. B. einer Gaumensegellähmung bei peripherer Nervenschädigung oder frühkindlichen oder anderen Hirnschädigungen. Bei funktionellen Störungen logopädische Therapie zumeist lohnend. Sehr selten plastisch-rekonstruktive Maßnahmen nach einer Tonsillektomie oder Adenotomie angezeigt.

Rhinophonia mixta, Rhinolalia mixta, gemischtes Näseln

Die Ursachen von geschlossenem und offenem Näseln liegen in Kombination vor.

Therapie

Bei organisch bedingtem gemischtem Näseln ist Vorsicht bei einer operativen Intervention (z. B. Tonsillektomie, Adenotomie und Septumoperation) angezeigt, weil sich eine Reihe akustisch gegensätzlicher Eigenschaften aufhebt und so nach Operation durch Narbenschrumpfung der Abstand zwischen Rachenhintergrund und Gaumensegel vergrößern kann.

Bei funktionellem gemischtem Näseln ist logopädische Therapie angezeigt, deren Erfolg vor einer eventuell durchzuführenden Operation erst abgewartet werden muß.

Stottern
(Balbuties, Dysphemie, Laloneurose)

Bei diesem Krankheitsbild zeigt sich eine oft situationsabhängige, willensunabhängige Redeflußstörung (z. B. extrapy-

Tab. 8.1 Therapie bei erwachsenen Stotterern

Therapeutische Verfahren:
- Atem-, Stimm- und Sprechtherapie
- taktierende und rhythmisierende Methoden (Sprachübungen nach Gutzmann, Unisono-Methode nach Liebmann etc.)
- biokybernetische Verfahren
- Verhaltenstherapie, Psychotherapie
- Entspannungstechniken, z. B. Autogenes Training
- medikamentöse Therapie

---

ramidal motorische Dyskinesie). Bei Kindern häufig familiäre Ursache. Dabei werden Wiederholungen als **klonisches Stottern**, angespanntes, wortloses Verharren in der Artikulation als **tonisches Stottern** bezeichnet.

Therapie

Erwachsenenbehandlung: In der kausalen Therapie stehen Therapieformen wie autogenes Training, Verhaltenstherapie und andere psychotherapeutische Verfahren im Vordergrund. Bei der symptomatischen Behandlung soll primär Einfluß auf Atmung, Phonation und Artikulation genommen werden (Tab. 8.1).
Bei Kindern: Bei beginnendem kindlichen Stottern ist Zurückhaltung in der Einleitung isolierter therapeutischer Maßnahmen beim Kind geboten. Die Überweisung zum Phoniater ist sinnvoll. Von hier aus Einleitung von Elternberatung und Eltern-Kind-Therapie. Eine Eingliederung in Sprachheilkindergärten ist nur bei gleichzeitig bestehender zentraler Sprachschwäche angezeigt.

Sprachstörungen

Sprachentwicklungsverzögerung (SEV), Sprachentwicklungsstörung (SES)

Zum Ausschluß einer Schwerhörigkeit (s. S. 91) soll das Kind in jedem Alter **unverzüglich** dem phoniatrisch-pädaudiologischen Arzt vorgestellt werden.
Bei gesicherter Normalhörigkeit kann die Grenze zwischen normaler und gestörter Sprachentwicklung aufgrund individuell-konstitutioneller und individuell-emotionaler Faktoren nicht genau gezogen werden. Wichtig ist daher die weitere phoniatrisch-pädaudiologische Diagnostik:
Ist das Kind nach dem 2. Lebensjahr in der Sprachentwicklung mehr als 6 Monate im Rückstand oder können mit dem 18. Lebensmonat noch nicht etwa 10 Wörter (»Babysprache« ist erlaubt) verständlich und sinnfällig gesprochen werden, so ist die Indikation für eine kontinuierliche Betreuung gegeben. Eine SEV ist häufig mit Wahrnehmungsstörungen aufgrund einer minimalen zerebralen Dysfunktion (MCD, Begriff ist umstritten) assoziiert, wobei die Intelligenz normal ist.

Therapie

Bei Schwerhörigkeit: Sofortige Hörtherapie je nach Ursache der Schwerhörigkeit (s. S. 91).
Bei Normalhörigkeit: Durch den Phoniater wird die Sprachentwicklungsverzögerung klassifiziert und ein individueller Behandlungsplan aufgestellt. Zumeist erfolgt eine ambulante logopädische Therapie und/oder eine Förderung im Sprachheilkindergarten. Im Kleinkindesalter sowie bei MCD stehen die Förderung der auditiven, visuellen und taktilen Wahrnehmungsfähigkeit sowie die Förderung der Psychomotorik gegenüber der direkten Sprachförderung im Vordergrund. Die Behandlung des verbalen Bereiches folgt später und baut hierauf auf.

Besteht die SEV noch im Schulalter, kann die Einschulung in eine Sprachheilschule förderlich sein. Bei Normalisierung der Sprachstörung ist nach der 4. Klasse ein direkter Übergang in Realschule oder Gymnasium möglich. Die Beratung und Anleitung der Eltern oder anderer wesentlicher Bezugspersonen des Kindes ist obligater Bestandteil des Therapieplanes.

Prognose

Die Prognose ist zumeist günstig. In Abhängigkeit von der Ausprägung der begleitenden Symptomatik (Wortschatzdefizit, Dysgrammatismus und Dyslalie) ist mit einer mehr oder minder langwierigen Therapie zu rechnen.

Aphasie, Dysaphasie (zentral verursachte Sprachstörungen)

Infolge eines hirnorganischen Prozesses besteht hierbei ein völliger **(aphasisch)** oder partieller **(dysphasisch)** Verlust der bereits ausgebildeten Sprache. Es wird zwischen motorischer, sensorischer und amnestischer sowie globaler Aphasie in verschiedenen Ausprägungsformen unterschieden.

Therapie

Behandlung der Grundkrankheit.
Rehabilitation. Nach allgemeinen Grundsätzen wird eine Rehabilitationsarbeit in drei Grundphasen unterschieden:
- Erholungsphase (unmittelbar nach Erkrankung)
- Logopädische Therapie, Physiotherapie und Beschäftigungstherapie
- Soziotherapie und gesellschaftliche Reintegration

Verschiedene Therapiemethoden (z. B. Stimulationsmethoden nach Wepmann und Schuell, Deblockierungsmethode nach Weigl sowie Language-Master und Musiktherapie) zur Behandlung der Aphasie werden nach Maßgabe von Phoniater, Neurologe und Psychologe festgelegt.

9 Pharynx

Hyperplasien

H.-P. Zenner

Adenoide, Rachenmandelhyperplasie

Es handelt sich um eine subtotale bis totale Verlegung des Nasen-Rachen-Raumes durch hyperplastisches lymphoepitheliales Gewebe, zumeist im Kindesalter. Es gibt zahlreiche Komplikationsmöglichkeiten (s. Prognose), die sekundär die Entwicklung des Kindes irreversibel beeinträchtigen können.

Therapie

Adenotomie am hängenden Kopf, um eine Blutaspiration bei gegebenenfalls nicht geblocktem Tubus zu vermeiden. Eine konservative Primärtherapie oder eine abwartende Haltung sind insuffizient, da kein Soforterfolg bezüglich der bedrohlichen Komplikationen zu erzielen ist. Ein therapeutischer Effekt nach Ablauf von Jahren durch konservative Therapie kommt zu spät.

Die Operation ist in jedem Lebensalter möglich. Zumeist zwischen dem 3. und 6. Lebensjahr. Der Zeitpunkt der Indikationsstellung ergibt sich zwingend bei Auftreten entwicklungshemmender Komplikationen (s. Prognose) auch bereits im Kleinkindesalter.

Das Vorliegen von Gaumenspalten einschließlich submuköser Gaumenspalten (ob operativ verschlossen oder nicht) ist eine relative Kontraindikation. Ein präoperatives phoniatrisches Konsil zur Frage der Indikation und speziellen Operationstechnik (z. B. laterale Adenotomie) ist zwingend erforderlich.

Prognose

Nach einer Adenotomie ist die Prognose gut. Zumeist tritt eine sofortige Besserung des Allgemeinzustandes bis hin zum Verschwinden der Komplikationen auf. Rezidive sind bei Kleinkindern möglich und machen bei erneutem Auftreten von Komplikationen die Readenotomie erforderlich.

Extrem selten sind Verletzungen der Tubenöffnungen und Schäden der HWS.

Postoperative Blutungen und Aspiration sind sehr selten und fast immer auf zurückgebliebenes adenoides Gewebe zurückzuführen. Eine **Nachblutung** ist an häufigen Schluckbewegungen des Kindes erkennbar, nur selten an einer **Hämoptoe**. Die beste Kontrolle ist eine routinemäßige postoperative Racheninspektion. Als weitere Therapiekomplikation tritt selten eine **Rhinolalia aperta** auf. Sie ist fast immer vorübergehend.

Eine erhöhte Rhinolaliegefahr besteht bei einer Gaumenspalte einschließlich einer submukösen Gaumenspalte (Gaumen austasten).

Therapie

Bei Nachblutung: Sofortige Revision mit Readenotomie.

Prognose

Ohne Therapie oder bei konservativer Therapie ohne Adenotomie: Es droht eine schwerwiegende **Sprachentwicklungsstörung** als Folge einer Schallleitungsschwerhörigkeit mit späterer Benachteiligung in der Schule aufgrund der Sprach- und Hörstörung. Einschulungen in einer Sonderschule sind beschrieben. Die **Schalleitungsschwerhörigkeit** ist Folge der adenoidinduzierten Tubenventilationsstörung, welche kurzfristig zu einem Seromukotympanon, bei längerer Dauer zu seiner bindegewebigen Organisation mit Residuen und Trommelfelladhäsionen führt. Ein Übergang in eine chronische Mittelohrentzündung (s. S. 54, 57) ist möglich. Es können häufige akute Mittelohrentzündungen mit Fieber, Bettlägerigkeit und Schulunfähigkeit auftreten. Möglich ist auch eine **Pseudodemenz** mit schlechten Leistungen in der Schule durch Schlafhypoxie und Hyperkapnie sowie häufige Schlafunterbrechungen mit nachfolgender Müdigkeit und Apathie tagsüber in der Schule.

Beim Kleinkind kann eine Ernährungsbehinderung auftreten: Anders als Erwachsene atmen Säuglinge und Kleinkinder während der Nahrungsaufnahme durch die Nase. Bei insuffizienter Nasenatmung erfolgt eine Mundatmung zuungunsten der Nahrungsaufnahme. Die Eltern beobachten daher Appetitlosigkeit und **Gedeihstörungen**.

Entzündungen der abhängigen, in der Belüftung gestörten Organe sind neben der Erkrankung des Ohres (s. S. 146) häufig. Es können eine chronisch eitrige **Rhinitis, Sinusitis** (s. S. 151), **Laryngitis** (s. S. 219), **Tracheitis** (s. S. 227) und/oder Bronchitis auftreten. Bei langdauernder erzwungener Mundatmung sind ein Fehlwachstum des Oberkiefers und Zahnstellungsanomalien beschrieben, da der für die korrekte Kieferentwicklung erforderliche Kontakt zwischen Ober- und Unterkiefer durch die ständige Mundatmung unterbrochen wird.

Tonsillenhyperplasie, Gaumenmandelhyperplasie

Große Tonsillen sind nur im Kleinkindesalter physiologisch. Sie tragen bis etwa zum 3.–4. Lebensjahr immunbiologisch vermutlich zur B-Zellreifung sowie zur Ausbildung des für die Schleimhaut zuständigen MALT (mucosa associated lymphoid tissue) bei. Dieses ist zuständig für die Formation und Auswanderung von Memoryzellen in benachbartes adenoides Gewebe (Waldeyerscher Rachenring), aus welchen später IgA-J$^+$-produzierende Immunzellen entstehen. IgA-J$^+$-Antikörper können in der Nasenschleimhaut an eine Sc-Kette (Sc = secretory chain) gekoppelt und als funktionsfähige sekretorische IgA-Antikörper in das Nasenlumen zur Immunabwehr eindringender Antigene (z.B. nasale Zellprotektion gegen Influenza-Viren) abgegeben werden. Nach Ausreifung des B-Zellsystems sowie nach Auswanderung der MALT-Memoryzellen haben die Gaumenmandeln keine Schlüsselfunktion mehr. Etwa ab dem 4. Lebensjahr kommt es zur Involution, klinisch an der massiven Verkleinerung zu erkennen.

Eine pathologische Hyperplasie liegt bei Berührung der Tonsillen in der Medianlinie vor (kissing tonsils), so daß ein Atem- und Schluckhindernis entsteht, sowie bei fehlender Involution jenseits des 4. Lebensjahres. Bei pathologischer Involutionshemmung jenseits des 4. Lebensjahres ist die Bildung von IgA-Antikörpern ohne J-Ketten durch die Gaumenmandeln beschrieben, welche über eine kompetitive Hemmung den Transport von IgA-J$^+$-Antikörpern aus dem übrigen Waldeyerschen Rachenring in die Nase supprimiert, so daß eine Störung der nasalen Immunabwehr resultiert. Beispielsweise kann die Zellprotektion gegen Influenza-Viren gestört sein, die Viren können in die Zielzelle eindringen. Eine pathologische Hyperplasie der Gaumenmandel ist fast immer mit einer pathologischen Hyperplasie der Rachenmandel (Adenoide) verbunden.

Therapie

Bei fehlender oder verlangsamter Involution nach dem 4. Lebensjahr ist eine Tonsillektomie indiziert. Sie wird mit einer Nasopharyngoskopie kombiniert, so daß bei Adenoiden auch diese entfernt werden. Bei gleichzeitig bestehendem Paukenerguß, bei Gaumenspalten (korrigiert, nichtkorrigiert oder submukös) und Uvula bifida wird das operative Vorgehen in Zusammenarbeit mit dem Phoniater geplant.

3–4 Jahre: Im 4. Lebensjahr besteht eine relative Kontraindikation gegen eine Tonsillektomie. Bei physiologisch großen Gaumenmandeln erfolgt üblicherweise keine Tonsillektomie (physiologische Involution kann abgewartet werden), gegebenenfalls aber eine Adenotomie (s. S. 187) und Parazentese/Paukendrainage bei Seromukotympanon. Bei subtotal verschlossenem Isthmus faucium (kissing tonsils) ist jedoch in Abhängigkeit vom Entwicklungsstand des Kindes (Entwicklungsstand normal oder entspricht dem eines vierjährigen Kindes) eine beidseitige Tonsillektomie indiziert.

Vor dem 3. Lebensjahr kann man bei extremen kissing tonsils oder bei Malignomverdacht ausnahmsweise eine einseitige Tonsillektomie in Betracht ziehen (extrem selten).

Prognose

Ohne Operation einer pathologischen Gaumenmandelhyperplasie oder bei verlangsamter Rückbildung ist mit einer verzögerten Spontaninvolution im Verlaufe eines Jahrzehntes zu rechnen. Die Folge ist ein mechanisches Atem- und Schluckhindernis mit Gedeihstörung. Ab etwa dem vierten Lebensjahr können hyperplastische kindliche Gaumentonsillen zudem vermehrt unerwünschte J-Ketten-negative IgA-Antikörper anstelle der erwünschten J-Ketten-positiven Antikörper bilden. Die Folge (Erklärung s. o.) ist eine reduzierte sekretorische Immunabwehr der oberen Luftwege, welche zusammen mit dem mechanischen Luftpassagehindernis zu vermehrter Infektanfälligkeit der oberen Luftwege und damit zu rezidivierenden Rhinitiden, Sinusitiden und den wieder daraus folgenden Komplikationsmöglichkeiten (z. B. orbitale Komplikation) führt.

Im Falle einer Tonsillektomie bzw. zumeist Adenotonsillektomie ist in der Regel eine auffällige Sofortbesserung des Allgemeinzustandes des Kindes mit einer Normalisierung des Appetits und nachfolgender Normalisierung der Körperentwicklung zu beobachten. Die Manifestationshäufigkeit von Infekten der oberen Luftwege wird gesenkt und entspricht der Infekthäufigkeit in einem Normalkollektiv.

Eine gelegentliche **Rhinolalie** kann durch eine ursprünglich durch den postoperativen Wundschmerz ausgelöste Schonhaltung des Gaumensegels ausgelöst werden. Sie ist fast immer vorübergehend. Bei mehrwöchigem Anhalten Phoniater hinzuziehen.

Postoperativ können **Blutungen** auftreten, insbesondere wenn das Tonsillengewebe nicht vollständig entfernt wurde.

Therapie

Bei postoperativer Blutung: Zunächst konservativer Versuch mit Umspritzen des Blutungsherdes mit Epinephrin (z. B. Xylocain® 1–2 % cum Epinephrin 1:200 000). Bei Versagen oder bei starker Nachblutung sofortige Revisionsoperation.

Intraoperativ Koagulation oder Umstechung der blutenden Gefäße (cave: atypischer Verlauf von A. carotis interna, A. maxillaris und A. lingualis). Bei Persistenz einer diffusen Blutung Hämostyptikum (z. B. Tabotamp®), über dem die Gaumenbögen verschlossen werden. Im Extremfall Unterbindung der A. carotis externa.

Patienteninformation

Verhaltensmaßregeln nach Mandeloperation
Essen: Zu meiden sind scharf gewürzte, saure, heiße und harte Speisen. Keinen Fisch, keine Nüsse, kein Krokant, keine Bonbons.
Frisches Obst (auch Bananen) wegen der Fruchtsäure meiden.
Trinken: Keinen Bohnenkaffee oder Alkohol wegen der Kreislaufbelastung. Keine sauren und kohlensäurehaltigen Getränke, keine Fruchtsäfte.
Kein Nikotin.
Jede körperliche Anstrengung vermeiden, nicht schwer heben, nicht bücken, kein Sonnenbad. Auch lange Spaziergänge in praller Sonne sind zu meiden. Sport, Schulsport und Schwimmen sind drei Wochen nach der Operation wieder erlaubt.
Verzichtet werden muß außerdem auf ein heißes Vollbad sowie Haarewaschen und Gurgeln.
Bei anhaltendem Husten, Räusperzwang oder erschwertem Stuhlgang sind entsprechende Medikamente angezeigt.

Die oben angeführten Verhaltensmaßregeln sollen mindestens bis zum 10. Tag, brauchen im allgemeinen jedoch nicht länger als bis zum 14. Tag nach der Operation eingehalten werden.

Akute Entzündungen

Akute Tonsillitis
(Angina lacunaris, Angina tonsillaris)

Durch β-hämolysierende Streptokokken (seltener Pneumokokken, Staphylokokken, Haemophilus influenzae) induzierte Entzündung. Beidseitige Rötung und Schwellung der Gaumentonsillen verbunden mit gelben Stippchen, starke Halsschmerzen und hohe Temperaturen, eventuell Schüttelfrost.

Therapie

Penicillin (z.B. durapenicillin Mega oder Penicillin V-ratiopharm® oder Isocillin® 1,2 Mega 3 × 1–3 × 2 Tbl./die, bei Kindern z.B. Penicillin V-ratiopharm® Trockensaft oder Megacillin® oral Trockensaft 3 × 0,2 Mio. I.E./die ab 2.–6. Lebensjahr); bei Penicillin-Allergie: Erythromycin (z.B. duraerythromycin 500® 3 × 1–3 × 2 Tbl./die, bei Kindern z.B. Monomycin® Saft oder Paediathrocin® Trockensaft 3–4 × 30–50 mg/kg KG/die ab 1. Lebensjahr). Bei Therapieresistenz (u.U. β-Laktamase-bildende Begleitkeime) Umstellung auf Amoxicillin plus Clavulansäure (z.B. Augmentan® 3 × 1–3 × 2 Tbl./die, bei Kindern z.B. Augmentan® Trockensaft entsprechend Alter und KG dosiert) oder Clindamycin (Sobelin® 150 mg 3 × 1–3 × 2 Kps./die, bei Kindern Sobelin® für Kinder 8–20 mg/kg KG in 3–4 Einzeldosen).

Bettruhe, Analgetikum, Antipyretikum (z.B. ben-u-ron®), weiche Kost, heiße Halswickel (z.B. Enelbin®).

Prognose

In der Regel gut. Ohne Antibiotikatherapie Gefahr von Retrotonsillarabszeß (s. S. 206) und eitriger Parotitis (s. S. 179) mit Gefahr von Halsphlegmone, Halsabszeß, Thrombophlebitis der V. jugularis interna mit Sepsis (s. S. 206) sowie Mediastinitis (Lebensgefahr, s. S. 206). Weiterhin ist die Entstehung einer Orbitalphlegmone, Meningitis, Kavernosusthrombose, Hirnabszeß möglich. Darüber hinaus kann ein Begleitödem des Kehlkopfes mit Atemnot auftreten.

Therapie

Bei Atemnot durch Kehlkopfödem: Micronephrin-Spray, Micronephrin-Vernebler, Privin® einsprühen, beim Kind feuchte Kammer (Gitterbett mit feuchtem Tuch zuhängen). Nur im Notfall Intubation.

Epipharyngitis (Angina retronasalis)

Entzündung der Rachenmandel entsprechend der Angina lacunaris oder virogen.

Therapie
Bei bakterieller Entzündung wie Angina lacunaris.

Angina lingualis

Akute Entzündung der Zungengrundtonsillen, Entstehung wie Angina lacunaris oder virogen.

Therapie
Bei bakterieller Entzündung wie Angina lacunaris.

Prognose
Begleitödem des Kehlkopfes mit Atemnot bis zur Erstickungsgefahr gehäuft möglich, Zungenabszeß möglich (s. S. 169).

Seitenstrangangina, Pharyngitis lateralis

Entstehungsmechanismus wie Angina lacunaris, gehäuft bei tonsillektomierten Patienten auftretend.

Therapie
Wie Angina lacunaris.

Scharlachangina

Durch β-hämolysierende Streptokokken der Gruppe A induzierte, düsterrote Schwellung der Gaumenmandel mit Himbeerzunge, Petechien (Rumpel-Leede-Phänomen) und fleckigem Gaumenerythem.

Therapie

Penicillin (z. B. durapenicillin Mega oder Penicillin V-ratiopharm® oder Isocillin® 1,2 Mega 3 × 1–3 × 2 Tbl./die, bei Kindern z. B. Penicillin V-ratiopharm® Trockensaft oder Megacillin® oral Trockensaft 3 × 0,2 Mio. I.E./die ab 2.–6. Lebensjahr); bei Penicillin-Allergie: Erythromycin (z. B. duraerythromycin 500® 3 × 1–3 × 2/die, bei Kindern z. B. Monomycin® Saft oder Paediathrocin® Trockensaft 3–4 × 30–50 mg/kg KG/die ab 1. Lebensjahr). Bei Therapieresistenz (u. U. β-Laktamase-bildende Begleitkeime) Umstellung auf Amoxicillin plus Clavulansäure (z. B. Augmentan® 3 × 1–3 × 2 Tbl./die, bei Kindern z. B. Augmentan® Trockensaft entsprechend Alter und KG dosiert) oder Clindamycin (Sobelin® 150 mg 3 × 1–3 × 2 Tbl./die, bei Kindern Sobelin® für Kinder 8–20 mg/kg KG/die in 3–4 Einzeldosen). Desinfizierende Mundspülungen (z. B. Hexoral®).

Diphtherie

Bei Erkrankung durch Corynebacterium diphtheriae ausgelöste rote Schwellung der Tonsillen mit weißgrauen pseudomembranösen Belägen. Blutung bei Entfernung der Beläge, Azetonfötor, Befall des gesamten Rachens einschließlich Larynx und Nase möglich. Meldepflichtig. Nichterkrankte können Dauerausscheider sein.

Therapie

Bei Erkrankten: Bereits bei begründetem Verdacht Serum-Bank anrufen (zumeist im nächsten Krankenhaus der Maximalversorgung, z. B. internistische oder pädiatrische Infektionsabteilung) zur Abgabe

von Antiserum. Zunächst Intrakutan- oder Konjunktivaltest zur Prüfung auf eine eventuelle Überempfindlichkeit. Dosierung entsprechend dem Schweregrad: Bei Patienten mit Pseudomembranen, welche nicht über die Tonsillen hinausreichen, kann man zur Tonsillektomie raten (Herdsanierung). In ausgewählten Fällen kann eine prophylaktische Gabe von 3000 I.E. i.m. angezeigt sein. 250–2000 I.E. pro kg KG je nach Schwere des Falles teilweise i.v. teilweise i.m. Bei Diphtherie-Krupp 10000 I.E. Gesamtdosis. Besser: Verlegung des Patienten in ein entsprechend ausgerüstetes Zentrum. Antiserum, Bettruhe, antiseptische Mundpflege (z.B. Hexoral®), Dampfinhalation. Penicillin (z.B. durapenicillin Mega® oder Penicillin V-ratiopharm® oder Isocillin® 1,2 Mega 3 × 1–3 × 2 Tbl./die, bei Kindern z.B. Penicillin V-ratiopharm® Trockensaft oder Megacillin® oral Trockensaft 3 × 0,2 Mio. I.E./die ab 2.–6. Lebensjahr).
Keine Tonsillektomie bei Diphtheriekranken.
Bei Dauerausscheidern: Mehrfache Therapieversuche mit Antibiotika und lokalen Desinfizienzien. Bei frustraner Antibiotikabehandlung nicht erkrankter Dauerausscheider: Tonsillektomie und (bei Kindern) Adenotomie zur Teilentfernung infizierten Gewebes.

Prognose

Generalisierte toxische Diphtherie möglich mit Herz- und Kreislaufversagen, hämorrhagischer Nephritis, Nephrose, Stenose der Luftwege durch die pseudomembranösen Beläge mit Erstickungsgefahr, Polyneuritis mit Gaumensegellähmung und Tod.

Prophylaxe

Diphtherieschutzimpfung. Eine Impfung schützt vor Krankheitsmanifestation. Ein Geimpfter kann jedoch Überträger sein! Daher sind Umgebungsuntersuchungen durch das Gesundheitsamt notwendig. Es kann Dauerausscheider geben. Diese werden durch

Abstriche erkannt: falls dreimal hintereinander negativ, kein Dauerausscheider mehr.

Angina Plaut-Vincenti (Angina ulceromembranacea)

Mit Spirillen und fusiformen Stäbchen (Abstrich) assoziierte, zumeist einseitige tiefe Nekrose oder Ulcus mit weißlichem Belag auf einer Tonsille mit sehr starken Schmerzen bei auffallend gutem Allgemeinbefinden. Übergreifen auf die Nachbarschaft der Tonsille möglich.

Therapie
Ätzen mit Silbernitratlösung 10%–20% nach vorhergehender Oberflächenanästhesie (Xylocain®-Spray), Penicillin (z.B. durapenicillin Mega® oder Penicillin V-ratiopharm® oder Isocillin® 1,2 Mega 3 × 1–3 × 2 Tbl./die, bei Kindern z.B. Penicillin V-ratiopharm® Trockensaft oder Megacillin® oral Trockensaft 3 × 0,2 Mio. E ab 2.–6. Lebensjahr) für eine Woche. Bei Penicillin-Allergie: Erythromycin (z.B. Eryhexal 500 Granulat® 2–3 × 1 bis zu 2 × 2 Btl./die, für Kinder z.B. Eryhexal Trockensaft® 30–50 mg/kg KG/die).

Prognose
Gut.

Angina agranulocytotica

Durch Agranulozytose (arzneimittelbedingt, durch berufliche oder sonstige Intoxikation, Knochenmarkstumor) induzierte Nekrosen und tiefe Ulzera an Tonsillen und Rachen mit Halsschmerzen und Foetor ex ore. Schwere Reduktion des Allgemeinzustandes mit Fieber.

Therapie

Karenz und Elimination: Bei Gold, Arsen, Quecksilber und andere Metalle enthaltenden Arzneimitteln als Auslöser, Gabe von 2,3-Dimercaptopropanol (Sulfactin Homburg® bis 2,5 mg/kg KG/die) zur schnelleren Elimination. Die antibiotische Behandlung schließt unter Umständen je nach Schweregrad die systemische Behandlung mit Breitbandpenicillinen und die Darmdekontamination ein. Sie muß im individuellen Fall mit dem Hämatologen bzw. dem Pädiater abgesprochen werden.

Hämatologische Therapie: Hinzuziehung des Hämatologen, gegebenenfalls Blutfraktionstransfusionen, Bluttransfusion, Knochenmarkstransplantation.

Prognose

Von Ursache abhängig.

Rp. 9.1: Bei akuter Metallvergiftung: Dimercaprol <BAL>

(Sulfactin Homburg®) 2,5 mg/kg KG alle 4–6 Std.
Ab 3./4. Tag — 100 mg alle 6 h,
ab 5./6. Tag alle 12 h,
ab 7. Tag einmal täglich 100 mg.

Herpangina

Induziert durch Coxsackie-Viren.

Therapie

Lokales Desinfiziens (z.B. Hexoral®, H_2O_2 3 %), Analgetikum (z.B. ben-u-ron®).

Infektiöse Mononukleose (Pfeiffersches Drüsenfieber)

Vermutlich durch Epstein-Barr-Virus (IgG-Antikörper gegen Epstein-Barr-Virus-Antigene im Serum erhöht) induzierte starke Schwellung der Gaumenmandeln mit Fibrinbelägen sowie Schwellung weiterer lymphatischer Organe (Lymphknoten, Milz). Zusätzlich Rhinopharyngitis, Halsschmerzen und deutlich reduzierter Allgemeinzustand mit hohem Fieber bis 39 °C.

Therapie

Eine kausale Therapie ist nicht möglich. Antipyretikum z. B. Paracetamol (ben-u-ron 3 × 1000 mg/die).
Bei ausgeprägten Ulzera: Breitbandantibiotikum Doxycyclin (z. B. Doxy-Wolff® 100, Vibramycin® 100–200 mg/die), Ampicillin kontraindiziert. Exanthem!
Bei mechanischer Obstruktion (Atemnot, Schluckunfähigkeit): Tonsillektomie. Die Tonsillektomie verkürzt den Krankheitsverlauf ansonsten nicht.
Bei Erstickungsgefahr: Intubation, gegebenenfalls Tonsillektomie. Nur bei protrahiertem Verlauf mit drohender Langzeitintubation: Tracheotomie.

Prognose

Möglich sind Fazialisparese, Glossopharyngeusparese, Meningitis, Enzephalitis, Myokarditis, hämolytische Anämie, Blutungen in Magen-Darm-Trakt, Mundrachen und Haut, Hämaturie, Milzruptur. Eine mechanische **Verlegung der Luftwege mit Erstickungsgefahr** kann auftreten.

Retropharyngealabszeß des Kleinkindes

Postinfektiöse abszedierende Lymphadenitis retropharyngealer Lymphknoten in den ersten beiden Lebensjahren.

Therapie

Transorale Spaltung der Rachenhinterwand an der Stelle der stärksten Vorwölbung.
Antibiotische Behandlung: Penicillin G (z. B. Penicillin »Göttingen«®, Penicillin »Grünenthal«® 200 000 bis 400 000 I.E./die, verteilt auf 3 Einzelgaben). Breitspektrumpenicilline, z. B. Amoxicillin (z. B. Amoxi Wolff® Saft 100 bis 150 mg/kg KG/die in 3–4 Einzeldosen); bei Penicillin-Allergie: Erythromycin (z. B. Monomycin® Saft oder Paediathrocin® Trockensaft 3–4 × 30–50 mg/kg KG/die ab 1. Lebensjahr); bei schweren Krankheitsbildern β-Laktamasehemmer wie z. B. Augmentan® Trockensaft entsprechend Alter und KG dosiert.

Prognose

Kehlkopfödem (s. S. 220), Pseudokrupp (s. S. 220) und Mediastinitis (s. S. 241) können auftreten. Bei rechtzeitiger kombinierter operativer und konservativer Therapie ist die Prognose jedoch gut.

Retropharyngealabszeß beim Erwachsenen

Zumeist kalter und damit vielfach tuberkulotischer Abszeß, ausgehend von der Halswirbelsäule. Selten handelt es sich um einen Senkungsabszeß (warm) vom Felsenbein ausgehend (Pyramidenspitze), Otitis externa necroticans (s. S. 26), Mastoiditis (s. S. 51).

Therapie

Punktion zur Materialgewinnung (Mikrobiologie, Zytologie).

Falls Eiter: Transorale Spaltung der Rachenhinterwand, gegebenenfalls Operation des Ausgangspunktes des Abszesses im Felsenbein und antibiotische Abdeckung mit Amoxicillin plus Clavulansäure (Augmentan® 3 × 1,2 bis 2,2 g/die) oder Cefotaxim® (z.B. Claforan® 3–6 × 2 g/die) kombiniert mit Tobramycin (z.B. Gernebcin®, Dosierung nach Serumspiegel) oder Mezlocillin (z.B. Baypen® 3–4 × 2–5 g/die) plus Tobramycin (z.B. Gernebcin®, Dosierung nach Serumspiegel). Falls Anaerobier-Infektion nicht sicher ausgeschlossen, zusätzlich Metronidazol (z.B. Clont® 1,5–2 g/die).

Nach Erhalt des Antibiogramms gegebenenfalls Umstellung der Medikation.

Bei ausgedehntem Abszeß: Gegebenenfalls Abszeßdrainage mit operativem Zugang von außen.

Bei Verdacht auf Tuberkulose: Tuberkulostatische Therapie, Vorstellung beim Orthopäden, Meldung an Gesundheitsamt.

Akute Pharyngitis, akuter Rachenkatarrh

Zumeist virale Infektion des Pharynx, fast immer auch der gesamten oberen Luftwege (Nase, Pharynx, Kehlkopf) mit Hauptsymptomatik im Mesopharynx. Bakterielle Sekundärinfektion häufig, primäre bakterielle Infektion (Streptokokken, Pneumokokken, Haemophilus influenzae) selten. Weitere Mechanismen: Verbrühung, Verätzung usw., Prodromalstadium von Masern, Röteln, Scharlach etc.

Therapie

Bei viraler Infektion (und damit in der Mehrzahl der Fälle) ist keine kausale Therapie möglich. Linderung durch heiße Milch mit Honig, Halswickel und anästhesierende Lutschtabletten (z. B. Anästhesin®-Tabl.). Bei Mitbeteiligung von Nase und/oder Kehlkopf: Abschwellende Nasentropfen (z. B. Otriven®, Nasivin®) 4× täglich und Kamilleninhalation oder Inhalation mit ätherischen Ölen (Rp. s. S. 150) 1× täglich. Antibiotikagabe nur bei sicherer bakterieller Infektion.

Tonsillogene Komplikationen

Peritonsillarabszeß, Peritonsillitis

Der bei einer chronischen Tonsillitis bestehende Verschluß der Tonsillenkrypten führt zur Ausdehnung der Entzündung über die Tonsille hinaus. Zunächst bestehen eine Peritonsillitis, nachfolgend ein Peritonsillarabszeß oder Retrotonsillarabszeß (s. u.).

Therapie

Bei Peritonsillarabszeß: *Abszeßspaltung.* Nach Oberflächenanästhesie (Xylocain®-Spray) zunächst Punktion des Abszesses (Abb. 9.1), Einstich an der Stelle der stärksten Vorwölbung. Eröffnung der Schleimhaut mit dem Skalpell neben der liegenden Nadel und anschließend stumpfe Spreizung in die Tiefe zur Vermeidung von Gefäßverletzungen.
Beidseitige Tonsillektomie im Intervall nach Abklingen der Akutsymptomatik.
Hochdosierte antibiotische Behandlung zusätzlich (niemals als Alleintherapie): Penicillin G (z. B. Penicillin »Göttingen«®, Penicillin »Grünenthal«® 3 × 10–3 × 20 Mio. I.E./die, Kinder 200 000 bis 400 000 I.E./die, verteilt auf 3 Einzelgaben). Breitspektrumpenicilline, z. B. Amoxicillin (z. B. Amoxi Wolff® 500 oder Amoxicillin ratiopharm® 500 3 × 4 × 1–2 Tbl./die bei Er-

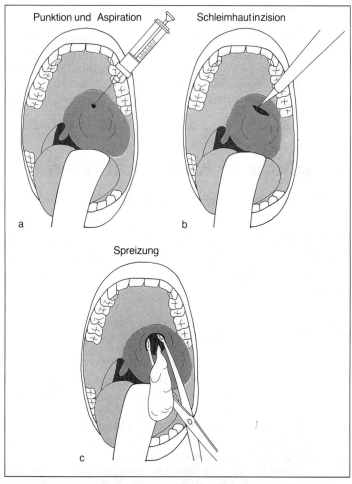

Abb. 9.1 Abszeßspaltung bei Peritonsillarabszeß. Nach Oberflächenanästhesie (a) Punktion und Aspiration in der Mitte der Verbindungslinie zwischen Weißheitszahn und Uvula, um eine aberrierende A. pharyngea oder A. carotis interna nicht zu verletzen. (b) Anschließend Inzision nur der Schleimhaut. (c) Die eigentliche Abszeßspaltung erfolgt mit stumpfem Instrument in der Tiefe (z. B. mit Kornzange).

wachsenen; bei Kindern 50–100 mg/kg KG/die); bei Penicillin-Allergie: Erythromycin (z. B. duraerythromycin 500® 3 × 1–3 × 2 Tbl./die, bei Kindern z. B. Monomycin® Saft oder Paediathrocin® Trockensaft 3–4 × 30–50 mg/kg KG/die ab 1. Lebensjahr); bei schweren Krankheitsbildern β-Laktasehemmer wie z. B. Augmentan® Tbl. 3 × 1–3 × 2/die, bei Kindern z. B. Augmentan® Trockensaft, entsprechend Alter und KG dosiert.
Bei Peritonsillitis: Punktion zum Ausschluß eines Peritonsillarabszesses, Antibiotikatherapie wie oben beschrieben und tägliche Kontrolle zum Ausschluß eines Abszesses. Im Intervall beidseits Tonsillektomie.
Bei Kehlkopfödem: Epinephrin lokal (z. B. Micronephrin-Spray oder Vernebler) oder α-Sympathomimetikum lokal (z. B. Privin®, Otriven®-Spray oder Vernebler) und beim Kind feuchte Kammer (Gitterbett mit feuchtem Tuch abdecken).

Prognose
Kieferklemme, Begleitödem des Kehlkopfeingangs mit Atemnot und Erstickungsgefahr sind möglich.
Bei fehlender adäquater Soforttherapie (z. B. bei Antibiose ohne Abszeßspaltung) können entstehen: Halsphlegmone mit nachfolgender Thrombophlebitis der V. jugularis, Sepsis, Mediastinitis, Arrosion der A. carotis, eitrige Parotitis (bei jeder eitrigen Parotitis Peritonsillarabszeß als Ursache ausschließen), Orbitalphlegmone, Meningitis, Kavernosusthrombose und Hirnabszeß.
Falls eine Tonsillektomie im Intervall unterlassen wird, entsteht mit großer Wahrscheinlichkeit ein erneuter Peritonsillarabszeß oder eine Peritonsillitis innerhalb von Monaten bis Jahren.

Retrotonsillarabszeß

Es handelt sich um eine besonders gefährliche Sonderform des Peritonsillarabszesses mit Eitereinbruch in den retrotonsillären, parapharyngealen Raum mit akuter **Gefahr einer abszedierend-phlegmonösen Entzündung** des Halses bis zum Mediastinum, einschließlich Thrombophlebitis der V. jugularis, Sepsis und Arrosion der A. carotis.

Therapie

Obligate Soforttonsillektomie. Antibiotische Behandlung: z.B. Penicillin (Penicillin »Göttingen«®, Penicillin »Grünenthal«® 3 × 10–3 × 20 Mio. E/die, Kinder 200 000 bis 400 000 E/die, verteilt auf 3 Einzelgaben) oder Amoxicillin plus Clavulansäure (z.B. Augmentan® 3 × 1,2–2,2 g/die i.v.), bei drohender Sepsis Cefotaxim (z.B. Claforan® 3–6 × 2 g/die) kombiniert mit Tobramycin (z.B. Gernebcin®, Dosierung nach Serumspiegel). Falls anaerobe Infektion nicht ausgeschlossen: zusätzlich Metronidazol (z.B. Clont® 3–4 × 0,5 g/die).
Nach Erhalt des Antibiogramms gegebenenfalls Umstellung der Medikation.

Prognose

Wie beim Peritonsillarabszeß, jedoch erheblich höhere Komplikationsrate.

Tonsillogene Sepsis
(Angina septica, postanginöse Sepsis)

Bakterieller Einbruch in die Blutbahn, ausgehend von den Tonsillen, einem Peritonsillarabszeß oder einer ihrer Abszeßkomplikationen (Retrotonsillarabszeß, Thrombophlebitis der V. jugularis, Arrosion der A. carotis, Mediastinitis, Orbitalphlegmone, Meningitis, Hirnabszeß, Kavernosusthrombose).

Therapie

Tonsillektomie zur Herdentfernung und Abszeßeröffnung, Abstrich, mehrfach Blutkulturen im Fieberanstieg, zusätzlich operatives Vorgehen je nach Art der Komplikation (siehe dort).
Antibiotische Therapie: z.B. Cephalosporin (z.B. Claforan® 3 × 2 g – 6 × 2 g/die oder Rocephin® 1 × 1–2 g/die in Kombination mit einem Aminoglykosid z.B. Tobramycin (Gernebcin® 3 × 40 – 3 × 80 mg/die, Dosierung nach Serumspiegel) plus Metronidazol (z.B. Clont® 1,5–2 g/die).
Alternativ als Reserveantibiotikum: Imipenem (Zienam® 3–4 × 0,5–1 g/die) bei Lebensgefahr.
Nach Erhalt des Antibiogramms gegebenenfalls Umstellung der Medikation.

Prognose

Letaler Verlauf möglich. Bei kombinierter operativer und antibiotischer Therapie günstige Prognose.

Rheumatische Komplikationen

s.u. Chronische Tonsillitis.

Chronische Entzündungen

Chronische Tonsillitis, subakute Tonsillitis

Ursache ist ein partieller oder vollständiger Verschluß der gangartigen Krypten mit Entzündung des davon abhängigen Organs Tonsille. Die Entzündung kann Ursache und Folge des Kryptenverschlusses sein (Teufelskreis). Eine bakterielle Beteiligung von β-hämolysierenden Streptokokken der Gruppe A ist möglich, gegen diese Erreger werden physiologisch erwünschte Antikörper produziert. Bei einer Subpopulation

der Patienten können diese Antikörper (erhöhter Antistreptolysintiter) jedoch zu rheumatischem Fieber, akuter Glomerulonephritis und Endocarditis rheumatica führen (postanginöse Komplikation).
Weniger klare klinische Hinweise auf eine Fokusassoziation bestehen für Pustulosis palmaris et plantaris, chronische Urtikaria, Iridozyklitis, Thrombangitiden und Vaskulitiden.

Therapie

Bei Manifestation einer Erkrankung des rheumatischen Formenkreises ist eine Tonsillektomie unter perioperativer Penicillintherapie (z. B. Penicillin »Göttingen«®, Penicillin »Grünenthal«® 3 × 10 – 3 × 20 Mio. E/die, Kinder 200 000 bis 400 000 E/die, verteilt auf 3 Einzelgaben) indiziert. Zuvor gegebenenfalls konservative Akutbehandlung der postanginösen Komplikation.

Bei sonstigen Fokusbeziehungen besteht nur eine relative Indikation zur Tonsillektomie. Die Indikationsstellung erfolgt in Kooperation mit Kinder-, Haut- bzw. Augenarzt.

Bei gleichzeitig bestehender Gerinnungsstörung neben optimaler Einstellung der Gerinnung intraoperativ zusätzlich Lokalapplikation von Humanfibrinkleber und Verschluß der Gaumenbögen. Eventuell kann Kryochirurgie angewendet werden (zumeist nur subtotale Tonsillenentfernung).

Prognose

Postoperative Blutungen sind besonders innerhalb der ersten vier Tage, jedoch auch bis zu zwei Wochen postoperativ möglich.

Eine Rhinolalia aperta kann bei operierten, nichtgedeckten oder submukösen Gaumenspalten auftreten, daher präoperativ Phoniater hinzuziehen. Bei Sängern ist eine vorübergehende postoperative Veränderung des Resonanzraumes möglich.

Chronisch-rezidivierende Tonsillitis (chronisch-rezidivierende Angina)

Ein- bis mehrmals jährlich auftretende akute Exazerbation einer chronischen Tonsillitis mit Fieberschüben und Halsschmerzen.

Therapie
Tonsillektomie

Prognose
Akute Tonsillitiden mit Fieber werden postoperativ naturgemäß nicht mehr auftreten. Die Zahl banaler Infekte der oberen Luftwege ändert sich hingegen postoperativ nicht. Weitere Einzelheiten s. S. 190.

Chronische Pharyngitis

Kein einheitliches Krankheitsbild, sondern Sammelbegriff für zumeist harmlose, leichte chronische Entzündungs- und Reizzustände sehr unterschiedlicher und im Einzelfall häufig nicht aufklärbarer Genese, die für den Patienten sehr lästig sein können. Häufig Globusgefühl (s. S. 212), Karzinophobie. Auftreten auch im Klimakterium, bei Diabetes mellitus, chronischen Bronchialerkrankungen, Lungeninsuffizienz oder Hypothyreose.

Therapie
▶ **Malignomausschluß**
Zunächst sicherer Ausschluß eines Malignoms (Endoskopie mit Hopkins-Optiken, Röntgen-Breischluck) und beruhigende Aufklärung.

▶ **Kausale Therapie**
Beseitigung erkennbarer möglicher Ursachen (Gase, Stäube, plötzliche Temperaturschwankungen

und Hitze insbesondere am Arbeitsplatz, Nikotin und erhöhter Alkoholkonsum).
Bei nächtlicher Mundatmung unterschiedlicher Genese (erfragen): Nasen- und Nasennebenhöhlenpathologie, vor allem Septumdeviation (s. S. 143), Muschelhyperplasie, Hyperreaktivität (s. S. 118) abklären und adäquat behandeln. Okkulte Ethmoiditis (s. S. 156), Bursa pharyngea, HWS-Erkrankung und Plummer-Vinson-Syndrom ausschließen oder behandeln.

▶ **Symptomatische Therapie**
Bei hyperplastischer, granulierender Pharyngitis: Touchieren und Gurgeln mit jodhaltiger Lösung (z.B. Lugolsche Lösung nach DAB oder Schechsche Lösung nach DAB unverdünnt zum Touchieren 1× pro Woche; ein Eßlöffel auf ein Glas Wasser zum Gurgeln 1–3× tägl.), Rachenspülung mit Salbeiextrakt, Vermeidung von sauren, würzigen Nahrungsmitteln.
Bei Pharyngitis chronica simplex (nicht hyperplastisch und nicht atrophisch) symptomatische Therapie wie bei granulierender Pharyngitis.
Bei der trockenen, atrophischen Pharyngitis besteht das Therapieprinzip aus Anfeuchten des Pharynx sowie dem Lösen von Krusten und zähem Sekret: Geeignet sind Nasenduschen, Mundspülen und Gurgeln mit salzhaltiger Lösung (z.B. Emser-Sole echt®) 1–3× täglich. Luftbefeuchter zu Hause, feuchte Dampfinhalation, auch feuchte Sauna. Vermeidung trockener und heißer Luft besonders im Urlaub und am Arbeitsplatz. Gegebenenfalls Berufswechsel, Ortswechsel. Urlaubsempfehlung: Meeresklima (z.B. Nordsee oder Solebad). Bei Mitbefall des Hypopharynx: Inhalation von salzhaltiger Lösung (z.B. Emser-Sole echt®) 1–3× täglich mittels Inhalationsgerät zu Hause (z.B. Pariboy).
Bei Globusgefühl s. S. 212.

Bei Sprechberufen und Sängern: Zusätzliche phoniatrische Abklärung, gegebenenfalls Stimmhygiene und/oder logopädische Therapie.

Prognose
Wechselhafter Beschwerdeverlauf mit Linderung unter der Therapie, häufig keine dauerhafte Beschwerdefreiheit.

Dysphagien, Globus, Neuralgien

Zenker-Divertikel, Hypopharynxdivertikel

Pulsionsdivertikel oberhalb des Ösophagusmundes im Laimerschen Dreieck, einem Locus minoris resistentiae zwischen Ösophagusmund und Hypopharynxmuskulatur.

Therapie
Divertikelabtragung von außen, in der Regel von der linken Seite, einschließlich Myotomie der Divertikelschwelle (Killianscher Schleudermuskel).
Endoskopische Schwellendurchtrennung. Sie ist allerdings komplikationsträchtiger (Blutung, Emphysem, Abszeß), wobei diese Komplikationen endoskopisch nicht beherrscht werden können.

Prognose
Ohne Operation nimmt die Schluckstörung zu, und es können ein Halsabszeß, eine Halsphlegmone und eine Mediastinitis im Rahmen einer perforierenden Entzündung auftreten.
Operative Komplikationsmöglichkeiten sind Rekurrensparese, Halsabszeß und Mediastinitis. Allerdings ist das operative Risiko geringer als das nichtoperative.

Globus, Globusgefühl
D. Becker

Das Globusgefühl ist ein Symptom. Es wird ein spontanes pharyngeales Kloßgefühl oder eine Dysphagie beim Leerschlucken mit und ohne Karzinophobie angegeben. Für Nahrungsmittel besteht keine Dysphagie. Eine Raumforderung, z.B. maligner Tumor, benigner Tumor, Zungengrundtonsille, Stylalgie sowie neurogene als auch funktionelle Dysphagien mit Behinderungen der Nahrungsaufnahme müssen ausgeschlossen werden. Wesentliche Begleitsymptome sind Verschleimung, Schluckzwang und ständiges Räuspern sowie Trockenheit, Brennen und Kratzen im Halsbereich. Ein eindeutiges pathologisches Substrat ist häufig nicht faßbar. In einigen Fällen ist vermutlich ein Verspannen des M. constrictor pharyngis oder des Killianschen Schleudermuskels **(Konstriktorenspasmus)** als Somatisierung einer subjektiven Streßsituation mitbeteiligt. **Störungen der Halswirbelsäule** können mit beteiligt sein. Es hat sich gezeigt, daß eine Karzinophobie gehäuft bei Patienten mit HWS-Störungen und Globus zu finden ist. Eine eingehende klinische und röntgenologische HWS-Diagnostik ergibt bei einem Teil der Patienten Fehlfunktionen, funktionelle Steilstellungen der HWS oder aber organische Veränderungen wie ventrale Osteophyten oder Diskusabflachungen in einzelnen Segmenten. Ein Globusgefühl kann auch Zeichen einer **chronischen Pharyngitis** (s. S. 209) sein. Besonders häufige Ursachen sind dann chronische Veränderungen der oberen Luftwege, z.B. bei nächtlicher Mundatmung (Anamnese), toxische Einflüsse (Nikotin und Alkohol usw.) sowie auch medikamentös induzierte Schleimhautirritationen (Herz-Kreislauf-Medikamente, Psychopharmaka).

Besteht neben dem Globusgefühl eine chronische Dysphonie, die tendenziell im Vordergrund steht, so sollte eine phoniatrische Abklärung erfolgen, um z.B. eine primäre **hyperfunktionelle Dysphonie** als Ursache des Globus auszuschließen (s. S. 225). Die Somatisierung einer Streßsituation (**Globus nervosus**) ist ebenfalls möglich.

Therapie

Malignomausschluß: Sorgfältiger Ausschluß eines Tumors (z. B. Hopkins-Optiken, Ösophagus-Breischluck) und beruhigende Aufklärung jedes Patienten über das negative Ergebnis, bei Karzinophobie gegebenenfalls ausführliche Beratung.
Bei HWS-Syndrom. Streßabbau, Becker-Arold-Übungsschema (s. Meth. 9.1) für häusliches Training (Lockerungsübungen für Kopf-, Hals- und Schultermuskulatur) mit modifizierter Kaumethode nach Fröschels. Während der Übungsbehandlung Krankengymnastik mit intermittierender Eisbehandlung.
Bei muskulären Verspannungen. (HWS und/oder Pharynxmuskulatur) Medikationsversuch (kurzzeitig) mit Sedativa oder Spasmolytika, z. B. Baldrian: Tinct. Valerian. 40,0-S: 3 × 10–20 Tr./die, Atosil® oder Spasmo-Cibalgin®. Anschließend Becker-Arold-Übungsschema (s. Meth. 9.1) zusätzlich Krankengymnastik.
Bei chronischer Pharyngitis s. Tab. 9.1.
Psychosomatisch, ohne nachweisbare Funktionsstörung. Bei Somatisierung einer Streßsituation (Globus nervosus) Versuch der Erarbeitung einer psychologischen Interventionsstrategie, gegebenenfalls Vorstellung beim Psychotherapeuten/Psychosomatiker.
Nachsorge. Es sollten bei medizinischer Therapie des Globus Kontrollen in 3wöchigem Abstand mit dem Patienten vereinbart werden. Die kontinuierliche Verabreichung der Medikamente muß gewährleistet sein. Die Krankengymnastik bzw. die Übungsschemata sollten täglich durchgeführt werden.
Eine Therapiedauer von mehreren Monaten ist nicht ungewöhnlich.

Tab. 9.1 Therapieschema bei Globus mit pharyngitisartiger Symptomatik (typische Begleitsymptome: endolaryngeal Kratzen und Brennen, auch wechselnd Verschleimung und Trockenheit pharyngolaryngeal)

Funktion und Wirkort	Generics	Handelsname
Sekretolytika bzw. Expektorantia für Larynx-Bronchial-System	Acetylcystein, Ambroxol etc.	Fluimucil® Mucosolvan® u. a.
Globale Schleimhautbefeuchtung	Salinische Inhalationen	Bronchoforton® Sole, Emser Sole echt® u. a.
Orologika	Dexpanthenol Tbl., natürl. Emser Salz etc. u. a.	Mucidan® Bepanthen Lutschtabletten® Emser Pastillen echt® »stark«
Rhinologika	pflegende Nasensalbe, Nasenöle etc.	Coldastop® Emser Salz echt® Turipol® u. a.

▶ **Meth. 9.1 Becker-Arold-Übungsschema**
(zum Kopieren und Verteilen an die Patienten)

Becker-Arold-Übungsschema bei Globus

Das Übungsschema wurde so konzipiert, daß es von Ihnen zu Hause nach ärztlicher Anweisung durchgeführt werden kann.

Die Übungen sollten mindestens 3 Wochen lang konsequent durchgeführt werden, bevor über den Therapieerfolg entschieden wird. Anschließend muß eine ärztliche Kontrolle erfolgen. Die Übungen müssen von Ihnen 2× pro Tag durchgeführt werden, im Sitzen oder im Stehen.

Sitzen (Abb. 9.2): Dabei wird das Körpergewicht gleichmäßig auf beide Sitzhälften verteilt. Die Beine stehen parallel, Unter- und Oberschenkel bilden ungefähr einen rechten

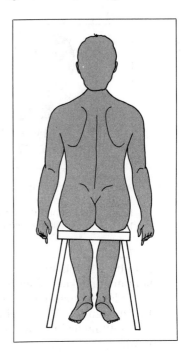

Abb. 9.2 Sitzen: Körpergewicht gleichmäßig auf beide Sitzhälften verteilen. Beine stehen parallel, Unter- und Oberschenkel bilden einen rechten Winkel.

Winkel. Arme hängen seitlich herab (Ausgangsstellung). Stehen: Dabei wird das Körpergewicht gleichmäßig auf beide Füße verteilt. Die Knie dürfen nicht durchgedrückt werden. Arme müssen locker seitlich herabhängen (Ausgangsstellung).

Lockerungsübungen für den Hals-Nacken-Schulter-Bereich:
1. Rechte Schulter anheben – 3 bis 5 s in dieser Stellung halten – Schulter wieder fallen lassen – Pause (dreimal). Linke Schulter anheben – 3 bis 5 s in dieser Stellung halten – wieder loslassen – Pause (dreimal) (Abb. 9.3).

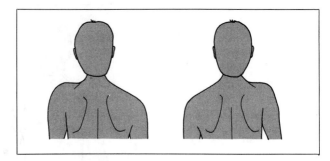

Abb. 9.3 Rechte Schulter anheben – 3 bis 5 s in dieser Stellung halten – Schulter wieder fallen lassen – Pause – 3mal wiederholen. Linke Schulter anheben – 3 bis 5 s in dieser Stellung halten – Schulter wieder fallen lassen – Pause – 3mal wiederholen.

2. Schultern nach hinten nehmen – Schulterblätter zusammendrücken – 3 bis 5 s in dieser Stellung festhalten – wieder entspannen – Pause (dreimal) (Abb. 9.4).
3. Beide Schultern gleichzeitig anheben – 3 bis 5 s in dieser Stellung festhalten – wieder loslassen – Pause (dreimal).

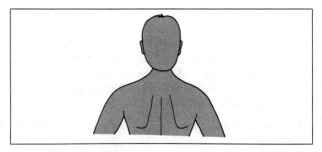

Abb. 9.4 Schultern nach hinten nehmen – Schulterblätter zusammendrücken – 3 bis 5 s in dieser Stellung festhalten – wieder entspannen – Pause – 3mal wiederholen. Beide Schultern gleichzeitig anheben – 3 bis 5 s in dieser Stellung festhalten – wieder loslassen – Pause – 3mal wiederholen.

4. Kopf zu einer Seite neigen – 5 s geneigt halten – Kopf wieder in Ausgangsstellung – 5 s Pause – Kopf zur anderen Seite neigen – 5 s halten – wieder in Ausgangsstellung dreimal zu jeder Seite (Abb. 9.5).
5. Kopf in den Nacken legen – **langsam** kreisen – 2 Kreise in jede Richtung beschreiben (Abb. 9.5 c).

Lockerungsübungen für die mimische Muskulatur (Gesichtsmuskulatur)
Diese Übungen sind vom Patienten zweimal pro Tag durchzuführen: Liegend oder Sitzend.
1. Stirn runzeln (nachdenklich) – Spannung – einige Sekunden halten – loslassen – Pause (zweimal).

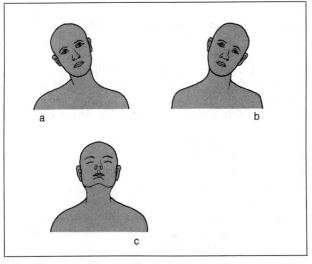

Abb. 9.5 (a, b) Kopf zu einer Seite neigen – 5 s geneigt halten – Kopf wieder in Ausgangsstellung – 5 s halten – wieder in Ausgangsstellung – dreimal zu jeder Seite. (c) Kopf in den Nacken legen – langsam kreisen – 2 Kreise in jede Richtung beschreiben.

2. Augenbrauen zusammenziehen (»böse gucken«) – Spannung einige Sekunden halten – Pause (zweimal).
3. Augen fest zudrücken – Spannung einige Sekunden halten – loslassen – Pause (zweimal).
4. Zähne aufeinanderbeißen – Spannung einige Sekunden halten – loslassen – Pause (zweimal).
5. Zunge fest gegen den Gaumen pressen – Spannung einige Sekunden halten – loslassen – Pause (zweimal).
6. Lippen spitzen und zusammenpressen – Spannung einige Sekunden halten – loslassen – Pause (zweimal).
7. Lippenflattern – bei geschlossenen Lippen eine Ausatmungsphase lang Luft durch die Lippen geben – es entsteht ein kontinuierliches Flattern der Lippen – einige Sekunden halten – Pause – jetzt Übung wiederholen und gleichzeitig einen Brummton produzieren (fünfmal).

Kauübungen (modifiziert nach Fröschels)
Diese müssen 3- bis 4mal pro Tag einige Minuten lang durchgeführt werden.
1. Sitzen in entspannter und lockerer Haltung.
2. Ein Stück Brot oder Apfel normal kauen, mit geschlossenen oder geöffneten Lippen.
3. Die Zunge schiebt das Kaugut locker im Mund hin und her.
4. Dies mit Kaugut so lange üben, bis lockeres Kauen auch ohne Kaugut möglich ist.
5. Jetzt beim Kauen einen tiefen Brummton produzieren.
6. Jetzt in diesen tiefen Brummton einen Vokal hineindenken (a, o, u, e, i).
7. Wenn diese Töne locker und entspannt produziert werden können, während des Kauens mit den Silben »mjammjamm« abwechseln.
8. Zunge herausstrecken und entspannt mit tiefem Brummton die Vokale (a, e, i, o, u) produzieren.

So oft es geht, mehrere Male pro Tag herzhaft gähnen oder seufzen mit oder ohne Stimmgebung, dabei sich dehnen und strecken.

10 Larynx

Entzündungen, Laryngopathien

H.-P. Zenner

Akute Laryngitis

Virale und/oder bakterielle Infektion der Kehlkopfschleimhaut, insbesondere der Stimmlippen, auch allergische Genese oder Inhalation chemischer und thermischer Noxen kommen als Ursache in Frage.

Therapie

Stimmverbot für eine Woche, Kamilleinhalation, Noxenkarenz. Bei starken Beschwerden: Inhalation für 3 Tage. Kontraindiziert sind ölhaltige Inhalationen wegen der Gefahr einer Ölpneumonie.
Bei starkem Ödem (Erstickungsgefahr): 1 g Kortison i.v. (z.B. Solu-Decortin-H®), gegebenenfalls an den zwei folgenden Tagen wiederholen.
Bei gleichzeitigem Infekt der oberen Luftwege: Abschwellende Nasentropfen (z.B. Otriven®, Nasivin® 4 × 2 Tr./die).
Bei eitriger Laryngitis: Antibiotische Behandlung mit z.B. Cotrimoxazol (z.B. Cotrim forte ratiopharm®, Eusaprim® forte 2 × 1 Tbl./die) oder Tetrazyklinen (z.B. Doxy Wolff 100® 1 × 1/die); oder Amoxicillin (z.B. Clamoxyl® 750 mg 3 × 1 Tbl./die; Ampicillin-ratiopharm® 3 × 1g/die) oder Cefalexin (z.B. Ceporexin® 500 1–4 g/die). In schweren Fällen: Cefazolin (z.B. Gramaxin® 3–4 × 500–1000 mg/die i.v.) oder Amoxi-

cillin plus Clavulansäure (z. B. Augmentan® 3–4 × 1,2 bis 2,2 g/die i. v.).

Prognose

Bei konsequenter Stimmenthaltung gute Prognose. In manchen Fällen kann sich jedoch ein Kehlkopfödem mit Erstickungsgefahr entwickeln. Übersehen eines anderen Kehlkopfprozesses, insbesondere eines Malignoms, ist möglich: Deshalb sollte **bei dreiwöchiger Therapieresistenz** eine **Endoskopie** erfolgen.

Krupp (croup)

Diphtherischer Kehlkopfbefall mit grauweißen Belägen, selten isoliert, in der Regel gleichartige Befunde im Oropharynx und auch im Mund (s. S. 196).

Therapie

s. S. 196, bei Erstickungsgefahr: Intubation, falls diese nicht möglich oder bei Langzeitintubation: Tracheotomie.

Pseudokrupp (Laryngitis subglottica)

Subglottisches Ödem mit Dyspnoe, bellendem Husten und Gefahr der Erstickung, gehäuft zwischen dem ersten und fünften Lebensjahr. Auslöser: Virale Infekte, zum Teil mit bakterieller Superinfektion, Allergie, Hyperreaktivität gegenüber kühler Luft (insbesondere bei behinderter Nasenatmung, z. B. bei Adenoiden), Luftverunreinigungen.

Therapie

Abhängig vom Ausmaß der Dyspnoe. Feuchte Kammer (Gitterbett mit feuchtem Tuch zuhängen),

Feuchtvernebler, Sedierung (z.B. Atosil®-Tropfen nach Körpergewicht).
Bei zunehmender Dyspnoe: Kortison nach Gewicht (in der Regel zwischen 25 und 100 mg). Sichere Überwachung des Kindes.
Bei starker Dyspnoe: Zusätzlich Maskenbeatmung in Intubationsbereitschaft, permanente Blutgasanalyse (Pulsoxymeter). Intubation nur, wenn Maskenbeatmung nicht ausreicht, da eine spätere Extubation aufgrund der zusätzlichen intubationsbedingten Schwellung außerordentlich schwierig sein kann.
Bei Verdacht auf eine bakterielle Superinfektion: Antibiotische Behandlung mit z.B. Erythromycin (z.B. Paediathrocin® 2–4 × 30–50 mg/kg KG/die). Ausreichende Flüssigkeitszufuhr, gegebenenfalls per Sonde oder per infusionem, muß gesichert sein.
Bei Adenoiden (Mundatmung!) erfolgt die Adenotomie im Intervall.
Bei Allergie: Nach Akuttherapie Karenz.
Bei mit Borkenbildung einhergehenden Siccaformen: Tracheotomie.

Prognose

Gut. Selten entsteht eine Siccaform mit Borkenbildung oder eine Ausweitung des Ödems auf die Trachea und die Bronchien.

Akute Epiglottitis

Massive rote Schwellung der Epiglottis, zumeist erregerbedingt, Kloßgefühl, Stridor, kloßige Sprache.

Therapie

Klinikeinweisung und Begleitung des Kranken in Intubationsbereitschaft bis in die Klinik. Breitbandantibiotikum i.v., z.B. Ampicillin (z.B. Binotal® 3 ×

2 g/die i.v., bei Kindern 100 bis 200 mg/kg KG/die i.v.) oder Cefazolin (z.B. Gramaxin® 2–3 × 0,5–2 g/die i.v., bei Kindern 50–100 mg/kg KG/die i.v.). Feuchte Kammer (Gitterbett mit feuchtem Tuch zudecken), Feuchtvernebler, 1 Kortisonstoß (Erwachsene 1 g i.v.).
Bei Erstickung: Intubation (schwierig), falls die Intubation nicht gelingt: Nottracheotomie bzw. Koniotomie oder Ligamentum-conicum-Punktion.

Prognose

Normalerweise Besserung innerhalb weniger Tage. Aufgrund der Gewichtszunahme der Epiglottis kann diese jedoch auch plötzlich nach unten fallen: **Perakute, plötzliche Erstickungsgefahr.**

Chronische Laryngitis, chronisch unspezifische Laryngitis

Zumeist exogen (Zigarettenrauchen, Luftverunreinigungen, Lufttrockenheit), durch falschen Stimmgebrauch (s. S. 225) bei Sprechberufen sowie bei häufigem Schreien. Auch möglich durch Mundatmung als Folge einer behinderten Nasenatmung (s. S. 143). Fließender Übergang zur toxischen und funktionellen Dysphonie.

Therapie

Exogene Noxen ausschalten, insbesondere absolutes Rauchverbot. Salzhaltige Inhalation (z.B. Emser Sole echt®) in der Praxis oder zu Hause (z.B. mittels Pariboy®-Inhalationsgerät).
Bei zähem Sekret: Sole-Inhalation und Sekretolytikum (z.B. Mukolytikum »Lappe«, Mucosolvan).
Urlaubsratschlag: Seeklima (Nordsee) oder Sole-Bad. Bei Kur: Sole-Bad (Bad Rappenau, Bad Reichenhall, Bad Ems usw.).

Bei Sprechberufen: Phoniatrische Untersuchung, stimmhygienische Beratung und gegebenenfalls logopädische Therapie.

Bei behinderter Nasenatmung: i.d.R. operative Korrektur (s. S. 143).

Regelmäßige, laryngoskopische Kontrollen als Krebsvorsorgeuntersuchung (alle 6 Wochen bis 3 Monate), bei unklarem Befund: Probeexzision.

Prognose
Häufig unbefriedigend.

Funktionsstörungen des Larynx

D. Becker

Stimmlippenlähmungen

Rekurrensparese (Lähmung des N. laryngeus inferior)

Klinisch zeigt sich das Bild der Rekurrensparese als Aufhebung der Stimmlippenbeweglichkeit bei Respiration und Phonation. Es findet sich häufig eine Paramedianstellung der betroffenen Stimmlippe. Ursachen sind Strumaresektion, Struma maligna, Bronchialkarzinom, Ösophaguskarzinom im oberen Drittel, Dilatation des linken Herzvorhofes bei Mitralstenose (Orthner-Syndrom), Erweiterung oder Verlagerung der Pulmonalarterie bei Mitralstenose, Perikarditis, Z. n. Herzoperation. Grundsätzlich kann nach Operationen in Intubationsnarkose als Folge von Überdehnung durch Lagerung eine Rekurrensschädigung erfolgen. Auch sind Lähmungen nach allergischer und pseudoallergischer Reaktion, bei infektiöser Mononukleose, infektiös-toxisch (Neuritis bei Grippe) sowie bei Herpes zoster und als idiopathische Lähmungen (konnatale Rekurrensparese) bekannt.

Einseitige Rekurrenslähmung

Bei Fixation der Stimmlippe in Medianstellung nur geringe Heiserkeit, bei Paramedian- und Intermediärstellung wird die Heiserkeit entsprechend stärker. In der Regel besteht keine Atemnot, selten wird über funktionelle Atembeschwerden durch Wirbelbildung der gestauten Luft oberhalb der gelähmten Stimmlippe geklagt.

Therapie

Bei operativ/traumatisch bedingten Paresen ohne Kontinuitätsunterbrechung: Reizstromtherapie, gleichzeitig phoniatrische Behandlung.

Bei idiopathischen oder viralen Paresen zunächst phoniatrische Beratung, eventuell Übungsbehandlung oder Reizstromtherapie nach Indikationsstellung durch den Phoniater.

Prognose

Nach $1/2$–1 Jahr können eine Kadaverstellung (extreme Exkavation der Stimmlippe) oder eine Intermediärstellung auftreten. Bei idiopathischen Lähmungen ist eine Rückbildung bei $2/3$ der Fälle innerhalb $1/2$ Jahres zu erwarten.

Jenseits dieses Zeitraumes werden selten Rückbildungen beobachtet. Eine Ankylosierung des Krikoarytänoid-Gelenkes kann nach 1 Jahr auftreten.

Doppelseitige Rekurrenslähmung

Immobilisierung beider Stimmlippen in Medianstellung. Die Stimme kann unauffällig sein. In Ruhe besteht dann meist schon eine geringgradige Atemnot mit inspiratorischem Stridor, bei Belastung kann es zu einer schweren Atemnot kommen. Aber auch eine Ruhedyspnoe, insbesondere bei zusätzlichen Infekten ist möglich.

Therapie

Ist die Kontinuität mindestens eines Nervs erhalten, kann bei ausreichender Ruheatmung zunächst eine konservative Therapie durchgeführt werden: wenn möglich, Stimmübungen. Keine Elektrotherapie, da bei doppelseitigen Lähmungen ohne Tracheotomie eine Elektrotherapie beidseitige Adduktionszuckungen der Stimmlippen mit Erstickungsanfällen erzeugen kann. Bei ausbleibender Remission nach frühestens $^1/_2$ bis 1 Jahr: Endoskopische Lateralfixation mit Arytänoidektomie (Stimme wird schlechter, Atemnot vermindert).

Bei dauernder Ruhedyspnoe sowie vitaler Atemnot: Tracheotomie und Sprechkanüle (Décanulement nach Remission oder nach Lateralfixation). **Sind beide Nn. recurrentes in ihrer Kontinuität unterbrochen,** kann eine endoskopische Lateralfixation einer Stimmlippe mit Arytenoidektomie ohne Einhalten einer Wartezeit durchgeführt werden.

Stimmüberlastungen

Akute Stimmüberlastung, akute hyperfunktionelle Aphonie, akute hyperfunktionelle Dysphonie

Akute Dys- bzw. Aphonien mit Schmerzen beim Sprechen kommen bei extremer Überbelastung der Stimme (Sportplatz, Discoveranstaltungen, Wahlredner) vor. Man sieht eine Gefäßinjektion und/oder Schwellung der Stimmlippen, mitunter subepitheliale Blutungen aus den erweiterten Gefäßen.

Therapie

Stimmverbot für 3–8 Tage, Inhalation A für 3 Tage, anschließend Inhalation B mit Ultraschallvernebler für 5–10 Tage, 1–3 × täglich.

Chronisch hyperfunktionelle Dysphonie, chronisch hyperfunktionelle Aphonie, Schreiknötchen, Sängerknötchen

Chronisches Symptom der Stimmüberlastung ist ein krächzend heiserer Stimmeinsatz (Dysphonie). Bei Belastung bleibt die Stimme ganz weg (Aphonie). Singen ist unmöglich oder zumindest deutlich erschwert. Betroffen sind häufig stimmlich ungeschulte Patienten, die beruflich viel auf die Stimme angewiesen sind (Verkäufer, Lehrer, Politiker, aber auch Kinder). Bei geschulten Personen (Opernsängern, Schauspielern) seltener. Bei chronischer Über- oder Fehlbelastung der Stimmlippen können sich Schrei- oder Sängerknötchen entwickeln.

Laryngoskopisch zeigt sich ein doppelseitiger Sitz, vorwiegend im vorderen bis mittleren Drittel der Stimmlippen. Im Rahmen einer sogenannten **juvenilen hyperfunktionellen Dysphonie** sind Schreiknötchen bei Kindern nicht selten.

Therapie

Zunächst entwickeln sich weiche Auftreibungen der Stimmlippen, die bei direkter phoniatrischer Einleitung von Stimmübungsbehandlungen rückbildungsfähig sind. Bei Umwandlung dieser in derb-fibrotische Stimmlippenknötchen (Schreiknötchen) bleibt trotz Stimmschonung und logopädischer Maßnahmen oft der Erfolg aus, so daß eine endolaryngealmikrochirurgische Abtragung notwendig wird. Langfristig ist die Ausschaltung aller stimmschädigenden Faktoren notwendig (z.B. Arbeitsplatzwechsel mit Vermeidung stimmlich anstrengender Tätigkeiten, Änderung von häuslichen Schreigewohnheiten).

11 Trachea

Entzündungen

H.-P. Zenner

Tracheitis
Zumeist Begleiterkrankung einer Laryngitis und/oder Bronchitis. Sehr selten isolierte Tracheitis. Ausnahme: bei Tracheostomaträgern (s. S. 231).

Therapie ─────────────────────────────
> Wie bei Laryngitis (s. S. 219) bzw. Bronchitis. Therapie bei Tracheostoma s. S. 231.

Stenosen

Akute Trachealstenose

Plötzliche subtotale Verlegung des Tracheallumens durch Krusten und Borken (Tracheitis sicca, s. S. 234) oder durch eine Infektion mit nachfolgendem Ödem. Ödem durch stumpfes Trauma.

Therapie ─────────────────────────────
> **Beatmungstracheobronchoskopie.** Bei hochgradiger Dyspnoe muß eine Tracheobronchoskopie, zumeist als Beatmungstracheobronchoskopie, vorgenommen werden (Abb. 11.1). Kontraindiziert ist eine Endoskopie mit flexibler Optik ohne die Möglich-

228 — Trachea

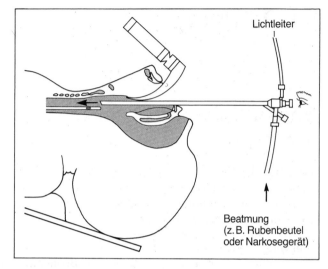

Abb. 11.1 Beatmungsbronchoskop mit starrem Beatmungsrohr bei lebensbedrohlicher Atemnot z. B. durch Fremdkörper, bei Tumoren oder Unfällen.

keit der Beatmung über Beatmungsbeutel, Beatmungsgerät oder Narkosegerät.

Bei Fremdkörpern und Krusten: Extraktion. Bei Krusten zusätzlich: Endoskopische Reinigung mittels α-chymotryptase- und α-sympathomimetikahaltiger Lösung (Rezeptur s. S. 235), welche über einen Watteträger appliziert wird. Dadurch erfolgt gleichzeitig eine mechanische Reinigung sowie eine medikamentöse, abschwellende Maßnahme. Falls sich zeigt, daß nach Entfernung des Endoskops die Atmung nicht ausreichend sein wird: Tracheotomie über liegendem Endoskop.

Bei trockener Krustenbildung (Tracheitis sicca): Nachbehandlung mit 3× täglich Emser Sole echt®-Inhalation, Feuchtvernebler.

Bei massivem Ödem: 1 g Kortison (z. B. Solu-Decortin® H) i.v., gegebenenfalls an den nächsten Tagen wiederholen.

Bei destruierendem Trauma: Über liegendem Endoskop Halsrevision von außen, gegebenenfalls mit Tracheotomie und plastischen Maßnahmen.

Prognose

Akute Erstickungsgefahr, bei unverzüglicher Beatmungstracheobronchoskopie gut.

Chronische Trachealstenose

Zumeist narbige Stenose als Folge einer Trachealwandschädigung durch Langzeitintubation mit geblocktem Cuff (beim Erwachsenen ab dem 3. Tag möglich, bei Kindern früher: Cuff bei Kindern daher obsolet). Durch Unfall, durch unsachgemäße Tracheotomie (z.B. Ringknorpelverletzung) sowie nach Infektionen und nach Bestrahlungen kann eine Trachealstenose auftreten. Der zweite Hauptmechanismus ist die Kompression von außen durch Struma, Neoplasma, Abszeß, Aortenaneurysma.

Therapie

Operativ.

Bei Kompression von außen: Dekompression durch Resektion des komprimierenden Tumors (z.B. Strumektomie, Tumorentfernung im Rahmen einer Neck dissection, Abszeßspaltung usw.).

Bei Tracheomalazie: Zusätzlich Aufspannen der Trachea durch Lateropexie oder Stabilisierung mittels z.B. Keramikteilring. Weitere Therapie abhängig von der Art des Grundleidens.

Falls komprimierende Ursache nicht oder nur unvollständig entfernbar ist: Palliative Tracheotomie mit gegebenenfalls Tubus/Kanüle, der/die über die Stenose hinwegreicht, zum Aufhalten der Trachea.

Bei Schrumpfung von Trachealknorpel: Resektion des Trachealanteils (bis zu sechs Trachealringe können entfernt werden) und End-zu-End-Anastomose der Stümpfe. Zur Stumpfapproximation gegebenenfalls Ablösen des Kehlkopfes vom Zungenbein sowie Lösen der Lungenwurzel (durch Thoraxchirurg, ab ca. vier Trachealringen erforderlich). Tracheotomie möglichst vermeiden (Infektionsgefahr).

Bei Beschränkung auf die Weichteile des Trachealinneren (Knorpelringe intakt): Falls keine Dyspnoe, keine akute Erstickungsgefahr, geringe Ausdehnung der Stenose (Segelbildung) wird die endoskopische Abtragung z. B. mikrochirurgisch oder laserchirurgisch vorgenommen.

Bei größerer Ausdehnung der Weichteilstenose: End-zu-End-Anastomose wie oben angegeben oder Trachealplastik in mehreren Sitzungen als sogenannte offene Rinnentechnik (Längseröffnung und Aufweitung der Trachea) und später plastischer Verschluß des eröffneten Bereiches (zumeist Tracheavorderwand) in mehreren Sitzungen. Der plastische Verschluß geschieht mittels Haut und Knorpel (z. B. vom Ohr) sowie unter vorübergehender Sicherung des Lumens mittels einer Silikon-Endoprothese (z. B. Montgomery®). In Entwicklung: Trachealtrans- und Implantate.

Prognose

Bei End-zu-End-Anastomose befriedigend, partielle Restenose der Anastomose häufig. Ausnahme: bei Mitbeteiligung des Ringknorpels schlechte Prognose. Bei ausgedehnten Stenosen ungewisse Prognose, im Einzelfall ist eine gute Atmung bei geschlossener Trachea, aber auch ein Dauertracheostoma möglich.

Tracheostoma

M. Schrader

Tracheostomapflege, Nachsorge

Ein Dauertracheostoma wird immer nach totaler Laryngektomie, weniger häufig bei nicht malignen inkurablen Erkrankungen des Kehlkopfes (z. B. beidseitige Rekurrensparese) oder der Trachea (z. B. Trachealstenose) sowie bei zentralen Atemstörungen angelegt.

Therapie

Bei noch vorhandenem Kehlkopf. Es soll eine Ventilkanüle (sogenannte Sprechkanüle: z. B. Silbertrachealkanüle mit Ventil) zur Stimmbildung im Kehlkopf benutzt werden, welche bei Exspiration die Atemluft in den Kehlkopf leitet. Diese Ventile sind empfindlich und können verklemmen. Zum anderen ist das Absaugen erschwert, da bei einer Sprechventilkanüle zum Absaugen das Innenstück immer entfernt werden muß. Die Kanüle muß regelmäßig gereinigt werden, da sich Borken häufig festsetzen und zur Behinderung der Atmung führen.

Bei totaler Laryngektomie: Es erfolgt die Kanülenversorgung (Silber oder Silikon) abhängig von der Stimmrehabilitation. Bei Ösophagusersatzstimme und nicht mehr schrumpfendem Tracheostoma ist gegebenenfalls keine Kanüle mehr erforderlich.

232 — Trachea

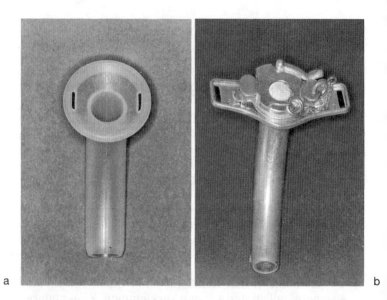
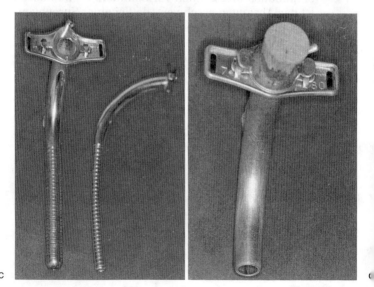

Abb. 11.2 a–d

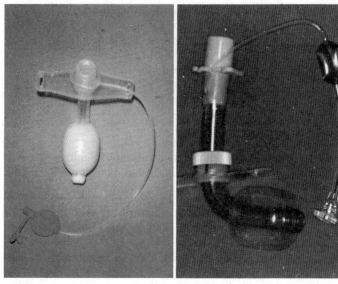

Abb. 11.2 Trachealkanülen. (a) Silikondauerkanüle, (b) Sprechkanüle, (c) Hummerschwanzkanüle, geeignet bei tiefgelegenen Raumforderungen der Trachea, (d) passager verschlossene Kanüle vor endgültigem Dakanülement, (e) Carmen-Wilkinson (passiver Niederdruck-Cuff), (f) Tracheoflex (aktiver Niederdruck-Cuff).

Tracheostomanotfälle

Atemnot bei Tracheostoma

Schleimbildung

Therapie

Bei einer starken Schleimbildung sind häufiges Absaugen, Luftbefeuchtung durch Vernebler und 3× täglich Inhalation mit Emser Sole echt® sowie Mukolytika (Acetylcystein, z. B. Fluimucil® 3 × 200 mg) notwendig, da andernfalls eine Borkenbildung mit lebensbedrohlicher Atemnot auftreten kann (s. u.). Im übrigen ist eine starke Schleimbildung — wie sie besonders in der ersten Zeit nach einer Tracheotomie vorübergehend auftreten kann — nicht gefährlich. Sie kann allerdings für die Patienten lästig sein, da häufigeres Absaugen notwendig ist.

Borkenbildung, Tracheitis sicca
Kann bei unzureichender Feuchtinhalation und Trachealpflege auftreten und zu lebensbedrohlicher Atemnot führen.

Therapie
Die Trachealkanüle muß entfernt werden, da hier erfahrungsgemäß die Borken am ehesten steckenbleiben und festsitzen.

Bei Borkenbildung: Lösen der intratrachealen Borken mit NaCl-Lösung 0,9 %, 2 ml im Bolus in die Trachea sprühen. Hustenstoß abwarten und anschließend vorsichtiges Absaugen. Sichtbare Borken werden mit der Hartmann-Zange, Bajonett-Pinzette oder Magillzange entfernt. Sprühen mehrmals wiederholen, gegebenenfalls 1 Ampulle Acetylcystein einsprühen. Bei tiefsitzenden Borken physiologische Kochsalzlösung mit einem dünnen Schlauch (Absaugkatheter) in die Tiefe einspritzen, um somit auch in der tiefen Trachea und den Hauptbronchien die Borken lösen zu können.

Bei Zyanose: Beatmungstracheoskopie (im akuten Notfall: Würzburger Notfallrohr [Abb. 11.1]) und endoskopische Borkenentfernung. Nachbehandlung s. Tracheitis sicca.

Bei chronischer Tracheitis sicca wird ein Inhalationsgerät (z. B. Pari-Boy®) verordnet und der Patient soll mindestens 1–2× tägl. mit Emser Sole echt® als Dauertherapie inhalieren.

Kanülendefekt

Beschädigungen des Kanülenendes (kontrollieren!) können die Trachealwand verletzen und Ursache einer zirkumskripten, aber lebensgefährlichen Borkenbildung oder Gefäßarrosion (s. S. 236) sein.

Therapie

1–3× Lösung (Rp. 11.1) mit einem Watteträger (Cave: Watte muß festsitzen!) bis zur Carina einführen (bei Unsicherheit einsprühen): Anleitung des Patienten zur Trachealpflege. Anschließend Kontrolle, ob der Patient die Trachealpflege sachgemäß durchführt.
Kanüle reparieren bzw. durch eine neue Kanüle ersetzen. Es sollten zwei Kanülen mit unterschiedlicher Länge im Wechsel getragen werden. Metallkanüle durch Kunststoff- oder Silikonkanüle ersetzen.

Rp. 11.1: Huzly-Lösung

1 ml Refobacin® (40 mg)
5 mg α-Chymotryptase
1 mg Fortecortin® (4 mg)

Tracheostomastenose

Eine Tracheostomastenose kann auftreten, wenn trotz Stenosetendenz die Kanüle nicht getragen wurde.

Therapie

1. Vorsichtiges Aufdehnen mit Nasenspekulum versuchen.
2. Über einen Absaugschlauch oder Gummikatheter wird die Kanüle erneut eingeführt.
3. Ggf. muß eine kleinere Kanüle (im Notfall nur die Innenkanüle) eingesetzt werden.
4. Kanülen aufsteigender Größe einsetzen, bis die ursprünglich getragene Größe verwendet werden kann.

Tracheostomablutungen

Blutung neben Kanüle oder Tubus

Therapie

Kanüle/Tubus nicht herausziehen. Falls Cuff vorhanden: Blockieren. Aufsuchen der Blutungsquelle neben liegender Kanüle oder Tubus und operative Versorgung der Blutung. Das weitere Vorgehen ist von der Ursache der Blutung abhängig (Tumorrezidiv? Arrosionsblutung? Schilddrüsengefäß?).

Blutung durch Kanüle oder Trachea

Therapie

Falls blockbarer langer Tubus im Tracheostoma liegt, möglichst weit nach kaudal schieben und blockieren, bis der geblockte Cuff unterhalb der Blutungsquelle liegt (mechanischer Schutz der unteren Luftwege), anschließend chirurgische Versorgung der Blutungsquelle.

Bei schwächerer Blutung: Neben liegender Kanüle/Tubus versuchen, die Blutungsquelle aufzusuchen unter gleichzeitigem Absaugen. Bei **Mißerfolg** Kanüle/Tubus durch einen langen blockbaren Tubus mit geblocktem Cuff unterhalb der Blutungsquelle ersetzen (gefährlich).

Bei sprudelnder Blutung aus der Kanüle: Absaugen mit dickem Absaugrohr unter maximalem Sog, Entfernung der Kanüle und sofortiger Ersatz durch langen blockbaren Tubus mit geblocktem Cuff unterhalb der Blutungsquelle (sehr gefährliche Situation, Prognose schlecht), danach operative Versorgung der Blutungsquelle.

12 Ösophagus

Entzündungen, Funktionsstörungen

M. Schrader

Refluxösophagitis

Entzündungen des zervikalen Ösophagus sind selten. Ursache kann eine Ösophagitis bei **gastro-ösophagealem Reflux** sein. Wesentlicher ätiologischer Faktor ist eine Schwäche des unteren Sphinktermuskels oft in Kombination mit einer Gleithernie. Aber auch andere Faktoren (z. B. Magensonden) können einen Reflux begünstigen oder sogar auslösen.
Leitsymptome sind Schmerzen in der Regio epigastrica, retrosternale Schmerzen (DD Angina pectoris, besonders da bei Patienten mit koronarer Herzkrankheit gehäuft eine Refluxösophagitis auftritt), Dysphagie und Sodbrennen. Die Beschwerden sind oft lageabhängig (differentialdiagnostisches Kriterium).

Therapie

Konservative Therapie. Diät (eiweißreiche, fettarme Kost in kleinen Mahlzeiten nicht vor dem Schlafengehen; kein Alkohol, kein Nikotin und gegebenenfalls Gewichtsreduktion), medikamentöse Erhöhung des Sphinktertonus durch Dopaminantagonisten (Metoclopramid, z. B. Paspertin® 3 × 10 mg/die Tabletten oder Tropfen, Gastrosil®-Tropfen). Als zusätzliche Maßnahmen sind Hochlagerung des Oberkörpers und Gabe von Antazida ($\frac{1}{2}$ Stunde nach der Mahlzeit

Antazidum mit Alginsäure auch ohne Ösophagitiszeichen) für 6–12 Wochen angezeigt. Bei einem Mißerfolg ist eine Fundoplicatio durch den Allgemeinchirurgen zu überlegen.

Ösophagusmykose, Soor

Eine Mykose (z. B. Candida, Soor) tritt meistens bei immungeschwächten Patienten z. B. nach einer Tumorbestrahlung, bei Immunsuppression oder bei längerer Antibiotikagabe auf.

Therapie
Bei Soor ist eine systemische antimykotische Therapie bis zum Abklingen der Beschwerden, mindestens aber für Wochen durchzuführen: Miconazol (Daktar® 10–30 mg/kg KG/die i.v., max. 600 mg/die), oder Ketoconazol (Nizoral® 200 mg/die oral oder i.v.). Bei Candida albicans und/oder Aspergillus: Amphotericin B (z. B. Ampho-Moronal® 0,1–1 mg/kg KG/die). Eine antibiotische Behandlung sollte ab- oder umgesetzt werden. Nach einer Radiatio kann eine langdauernde antimykotische Therapie notwendig sein.

Zenkersches Divertikel

s. S. 211.

13 Äußerer Hals

Entzündungen der Halsweichteile

Halsfurunkel, Karbunkel

Furunkel oder Karbunkel entwickeln sich bevorzugt im Nackenbereich, gehäuft bei Diabetikern und Alkoholikern. Es sind in der Mitte meist unter Pfropfbildung einschmelzende perifollikuläre Infiltrationen. Erreger ist häufig Staphylococcus aureus. Als Ursache von Furunkel oder Karbunkel müssen infizierte Atherome und subkutan gelegene Dermoide differentialdiagnostisch abgegrenzt werden.

Therapie

Soforttherapie. Nach Hautdesinfektion Inzision und Einlegen einer Lasche. Bei Karbunkeln mehrfache Inzisionen, die mit einem durchgehenden Drainagerohr versorgt werden. Täglich Spülung z. B. mit Rivanol.
Antibiotische Behandlung mit z. B. Flucloxacillin (z. B. Staphylex® Kps. 500 mg 1–3 × 2 Kps./die), bei fehlender β-Laktamasebildung der Staphylokokken (Antibiogramm) wird umgestellt auf Penicillin V (z. B. Penicillin V-ratiopharm® 3 × 1 Tbl. = 3 × 1 Mio. E./die oder Isocillin® 1,2 Mega 3 × 1 Tbl./die); bei Penicillin-Allergie: Erythromycin (z. B. duraerythromycin® 500 3–4 × 1 Tbl./die), Umstellung nach Vorliegen des Antibiogramms.
Infizierte Atherome und Dermoide. Nach Durchführung der o. g. Soforttherapie und nach Abklingen der Entzündung werden sie im Intervall operativ entfernt.

Halsabszesse, Halsphlegmone

Nach entzündlichen Prozessen in Mund- und Rachenhöhle, an Nase und Nebenhöhlen sowie an äußerem Ohr, zervikalen Lymphknoten, Halszysten und der Schilddrüse können akute und chronische tiefe Entzündungen des Halses entstehen. Der Abszeß ist im Gegensatz zur Phlegmone lokalisiert.
Eine weitere Ursache von Halsphlegmonen, seltener von Abszessen, ist die Perforation des Hypopharynx und Ösophagus bei diagnostischen endoskopischen Eingriffen, Fremdkörperextraktionen und Divertikeloperationen. Symptome sind schweres Krankheitsgefühl, hohes Fieber, Schüttelfrost, retrosternale Schmerzen, Hautemphysem (bei Perforationen) und Einflußstauung.
Die Infektionen breiten sich über eine Thrombophlebitis venös, häufiger jedoch über eine Lymphangitis und Lymphonodulitis lymphogen aus und können zur Sepsis führen. In den Logen zwischen oberflächlicher und mittlerer Halsfaszie ist ein Absinken entzündlicher Krankheitsprozesse nicht möglich, da beide Faszien am Sternum inserieren. Dagegen kann es zwischen mittlerer und tiefer Halsfaszie (viszeraler Gleitraum) zu Senkungsabszessen ins Mediastinum kommen. Am häufigsten dehnen sich die Phlegmonen im Bereich der tiefen Faszienräume des Halses aus und können sehr schnell innerhalb von Stunden zu einer eitrigen Mediastinitis führen.

Therapie

Abszeßspaltung: Lokalisation des Abszesses durch Nadelaspiration (mittels einer Spritze mit Kanüle) mit anschließender Abszeßspaltung. Abstrich. Ist es im Verlauf der Abszedierung noch nicht zu einer Einschmelzung gekommen, warme Umschläge, z.B. mit Enelbin® für 8–48 Stunden auflegen, bis die perifokale Begleitreaktion abgeklungen und es zu einer Abkapselung (Einschmelzung) des Prozesses gekommen ist. Danach kann die Abszeßspaltung erfolgen. Zusätzlich antibiotische Behandlung, in schweren Fällen vor dem Ergebnis des Antibiogramms mit Cefazolin (z.B. Gramaxin® 3–4 × 500–1000 mg/die) oder Amoxicillin plus Clavulansäure (z.B. Augmentan® 3–4 × 1,2–2,2 g/die).

Bei Phlegmone: Ergibt die (wiederholte) klinische Untersuchung eine Progredienz der Entzündung mit beginnender Phlegmone, muß unverzüglich, **auch ohne Einschmelzung**, operativ interveniert werden, wobei der Hals über **mehrere** Inzisionen breit eröffnet wird. Abstrich. Zur Drainage legt man durchgezogene Laschen oder Schläuche ein. Mehrfache Spülung mit Rivanol und langsames Kürzen der eingelegten Laschen im Verlauf der Heilung. Bei Halsphlegmonen kann die Nüchternheitsgrenze zur Intubationsnarkose nicht abgewartet werden. Antibiose wie bei Abszeß.

Bei Mediastinitis: Je nach Lage operative Eröffnung des hinteren, oberen oder des vorderen Mediastinums, Ablassen des Abszesses und Anlegen einer Drainage. Abstrich. Je nach pulmonaler Situation ist zumeist auch eine Tracheotomie in gleicher Sitzung und das Legen einer Nährsonde erforderlich.

Bei Hypopharynx- oder Ösophagusperforation: Verschluß der Perforation. Falls der Verschluß aufgrund der massiven Entzündung nicht möglich ist, darf der Hals keinesfalls über der Fistel verschlossen bleiben. Vielmehr muß ein Pharyngostoma oder Ösophagostoma mit Ableitung nach außen angelegt werden.

Zusätzlich maximale antibiotische Abdeckung, z.B. zunächst Antibiotikatherapie i.v. mit Cefotaxim (z.B. Claforan® 2 × 1–2 g/die i.v.) oder Amoxicillin plus Clavulansäure (z.B. Augmentan® 3–4 × 2,2 g/die i.v.). Bei Umstellung auf orale Therapie: Amoxicillin (Clamoxyl® 750 mg 3 × 1 Tbl./die; Ampicillin-ratiopharm® 3 × 1 g/die) oder Cefalexin (z.B. Ceporexin® 500 1–4 g/die). Nach Erhalt des Antibiogramms ge-

gebenenfalls Umstellung der Medikation. Intensivpflege.
Bei Jugularis-interna-Thrombose und Sepsis: siehe Seite 206.

Prognose

Die Gefahr des Halsabszesses und besonders der Halsphlegmone besteht vor allem in einer Ausbreitung in den Retropharyngealraum oder in das Mediastinum mit konsekutiver lebensbedrohlicher eitriger Mediastinitis, da der Viszeralraum des Halses gegen das obere Mediastinum nicht abgeschlossen ist. Ferner können eine Jugularis-interna-Thrombose und eine Sepsis entstehen.

Akute unspezifische Lymphadenitis (unspezifische Lymphknotenentzündung, Lymphadenitis colli)

Unspezifische akute Entzündungen der Halslymphknoten sind bei Kindern bis zum 10. Lebensjahr häufig und werden meist durch Streptokokken oder Staphylokokken verursacht. Ein zweiter Häufigkeitsgipfel liegt bei Erwachsenen zwischen dem 50. und 70. Lebensjahr. In diesem Alter kann es sich auch um eine Begleitentzündung bei Malignomen handeln. Die entzündliche Primärerkrankung ist in der Kopfhaut, den Ohrmuscheln und Gehörgängen, im Naso- und Oropharynx, an der Mundschleimhaut und am Zahnsystem zu suchen. Die Primärherde können jedoch bei noch fortbestehender Halslymphknotenentzündung bereits abgeheilt sein. Gelegentlich bleiben nach Abklingen der Krankheitssymptomatik kleine indurierte Lymphknoten bestehen.

Die Lymphadenitis beginnt mit umschriebenen Schmerzen am Hals. Bei der Palpation tastet man druckdolente, vergrößerte Lymphknoten. Eine sichtbare Schwellung mit entzündlicher Rötung der darüberliegenden Haut deutet bereits auf

ein Fortschreiten der Entzündung hin. Fast immer bestehen zu diesem Zeitpunkt auch Allgemeinsymptome wie Fieber, Unwohlsein usw.
Die Entstehung eines Halsabszesses s. S. 240 ist möglich.

Therapie

Warme Enelbin®-Umschläge 3–4× tägl. und als Breitspektrumantibiotikum Ampicillin (z.B. Binotal® 3 × 2 g/die i.v., bei Kindern 100 bis 200 mg/kg KG/die i.v.) oder Cefazolin (z.B. Gramaxin® 2–3 × 0,5–2 g/die i.v.). Bei Unverträglichkeit Doxycyclin (z.B. Doxy-Wolff® 100; Vibramycin® 100–200 mg/die), Cotrimoxazol (z.B. Cotrim-forte ratiopharm® 2 × 2 Tbl./die; Eusaprim® forte 2 × 2 Tbl./die). Verbleiben nach der Akuttherapie vergrößerte und indurierte Lymphknoten, so sollten sie exstirpiert werden. Eine histologische Untersuchung des Operationspräparates gibt dann Aufschluß über die Art der Lymphknotenerkrankung und kann alleine ein Malignom ausschließen. Das Operationspräparat muß zur Hälfte nativ (Ausschluß Lymphom), zur anderen Hälfte in Formalin fixiert zur histologischen Untersuchung gelangen.
Bei Halsabszeß: s. S. 240.

Toxoplasmose

H.-G. Kempf

Die erworbene Toxoplasmose (Erreger: Toxoplasma gondii) der Erwachsenen äußert sich überwiegend als zervikale Lymphadenopathie. Die Übertragung erfolgt überwiegend perioral durch rohes Rind- bzw. Schweinefleisch oder durch Katzenkot. Histologisch: Lymphadenitis **Pieringer-Kuchinka**. Wichtig ist die serologische Diagnostik (Sabin-Feldman-Test, Komplementbindungsreaktion). Erkrankung bzw. Tod sind meldepflichtig.

Therapie

Bei klinischer Symptomatik: Auch bei erhöhtem serologischem Titer ist eine antibakterielle Behandlung bei klinischer Symptomatik, bei immunsupprimierten Patienten, in der Schwangerschaft (s. u.) und beim infizierten Neugeborenen indiziert. Präparat: Pyrimethamin (Daraprim®, Pyrimethamin-Heyl®). Dosierung: Initial 100 mg, dann 1 mg/kg KG/die bis maximal 25 mg/die plus Sulfadiazin initial 4 g, dann 100 mg/kg KG/die bis zu 4–6 Wochen.

Während der Schwangerschaft: Während der gesamten Schwangerschaft ist eine Therapie mit Spiramycin (Rovamycine®) möglich: Initial für 3 Wochen 3 g/die, dann 2 Wochen Pause, dann erneut 3 g/die Spiramycin für 3 Wochen usw. bis zum Ende der Schwangerschaft.

Alternativ: Ab dem 2. Trimenon: 2 Wochen medikamentöse Behandlung mit: Piramethamin-Heyl® 25 mg jeden 3. Tag plus Sulfonamid [Sulfametoxydiazin (Durenat® initial 1 g, dann 0,5 g/die)] plus Folsäure (z. B. Folsan® 1 × 1 Tbl. jeden 3. Tag). Danach 4 Wochen Pause, dann erneut 2 Wochen medikamentöse Behandlung usw. bis zum Ende der Schwangerschaft.

Prognose

Die Lymphknotenschwellungen können Tage bis Monate bestehen bleiben, bilden sich aber auch ohne Therapie meist nach 3–6 Monaten wieder zurück. Bei immunsupprimierten Patienten (AIDS) sind generalisierte Verläufe möglich. Bei einer nachgewiesenen floriden Toxoplasmose in der Schwangerschaft muß mit einer Mißbildung der Frucht gerechnet werden.

Prophylaxe

Verzehr von rohem oder ungenügend gebratenem Fleisch sowie Kontakt mit Katzen vermeiden. Hat der Kranke Katzenkontakt, ist eine tierärztliche Untersuchung des Tieres ratsam.

Mißbildungen, muskuloskelettale Defekte

F. Bootz

Laterale Halsfisteln

Branchiogene Fisteln sind die Folge einer unvollständigen Abdeckung der Kiemenfurchen durch den zweiten Kiemenbogen, wodurch der Sinus cervicalis über einen dünnen Kanal mit der Körperoberfläche verbunden bleibt. Die Fistelöffnung findet sich immer am Vorderrand des M. sternocleidomastoideus. Innere branchiogene Fisteln sind selten, sie münden zumeist im Bereich der Gaumenmandeln. Nicht selten sind Fistel und laterale Halszyste (s. nächste Seite) kombiniert. In 5 % der Fälle findet sich ein doppelseitiger Befund. Man sieht eine kutane Fistelöffnung am Vorderrand des M. sternocleidomastoideus, aus der es zu milchig-trüben, eitrigen Absonderungen kommen kann, die entweder rezidivieren oder dauernd bestehen. Eine röntgenologische Kontrastmitteldarstellung des Fistelverlaufes mit Gastrografin® ist möglich. Bei innerer Fistel gibt der Patient entsprechend geschmackliche Wahrnehmungen an.

Therapie

Vollständige Exstirpation: Sie ist notwendig, um Rezidive zu verhindern, die aus zurückgelassenen Epithelinseln entstehen können. Gegebenenfalls Verfolgung des Ganges durch die Karotisgabel hindurch einschließlich Tonsillektomie. Intraoperative Farbstoffinjektionen mit Methylenblau und Einlegen von Sonden erleichtern die exakte Präparation.

Kleinkinder. Fallen die Fisteln bereits im Kleinkindesalter auf, so wird man bei reizlosen Verhältnissen bis ins Schulalter warten, um dann die Exstirpation durchzuführen.

Prognose

Ohne Therapie: Ohne operative Behandlung der Fisteln kann es zu einem chronischen Entzündungsprozeß kommen mit Mazeration der die Fistelöffnung umgebenden Haut.

Mit Therapie: Gute Prognose, vorausgesetzt, die Fistel wurde vollständig entfernt. Ist dies nicht der Fall, so tritt ein Rezidiv auf.

Laterale Halszysten

Die Zysten sind Kiemenbogenrudimente und werden erst im Kindes- bzw. frühen Erwachsenenalter manifest. Bilaterale Zysten sind sehr selten. Die Zysten sind prallelastisch, fluktuierend und liegen vor bzw. unterhalb des M. sternocleidomastoideus. Infolge abgelaufener Entzündungen sind sie gelegentlich auch derb. Bei sekundär infizierten Zysten können starke Schmerzen und eine Mitreaktion der umgebenden Haut auftreten.

Therapie

Vollständige Exstirpation der Zyste: Bei der Zystenexstirpation muß beachtet werden, daß große Zysten durch ihr verdrängendes Wachstum die V. jugularis interna und den N. vagus nach lateral verdrängen können, so daß eine Gefährdung beider Strukturen bei der Operation entsteht. Die präoperative Eröffnung und Drainage einer Zyste kann zu starken Vernarbungen führen und die später notwendig werdende Exstirpation erheblich erschweren. Deshalb ist bei nicht entzündeten Zysten von einer Spaltung abzuraten.

Bei Empyem: Spaltung, Antibiotikagabe und anschließende Exstirpation im entzündungsfreien Intervall. Die antibiotische Behandlung erfolgt mit Ampicillin (z. B. Binotal® 3 × 2 g/die i. v., bei Kindern

100–200 mg/kg KG/die) oder Cefazolin (z.B. Gramaxin® 2–3 × 0,5–2 g/die i.v.). Bei Unverträglichkeit Doxycyclin (z.B. Doxy-Wolff® 100; Vibramycin® 100–200 mg/die) oder Cotrimoxazol (z.B. Cotrimforte ratiopharm® 2 × 2 Tbl./die; Eusaprim® forte 2 × 2 Tbl./die).
Bei einem Halsabszeß sollte dieser zuerst eröffnet und antibiotisch behandelt werden (s. S. 240), im entzündungsfreien Intervall kann dann die Zyste entfernt werden.

Prognose

Mit Therapie: Bei vollständiger Zystenexstirpation und Fehlen entzündlicher Veränderungen am Hals problemlose Abheilung ohne Neigung zum Rezidiv. Bei unvollständiger Zystenentfernung, vor allem bei entzündlichen Gewebsveränderungen am Hals, tritt mit hoher Wahrscheinlichkeit ein Rezidiv auf.
Ohne Therapie: Epitheliale Zystenanteile können karzinomatös entarten (branchiogenes Karzinom). Unbehandelt kann es zu rezidivierenden Entzündungen und Halsabszeßbildung kommen.

Mediane Halszysten und Halsfisteln

Mediane Halszysten sind Residuen des Ductus thyreoglossus, mediane Halsfisteln entstehen meist sekundär aus einer eröffneten Zyste. Die Fisteln sind nach oben oft nur bis zum Zungenbein zu sondieren. Man sieht und tastet eine prallelastische Vorwölbung in der Mittellinie des Halses, meist unterhalb des Zungenbeins von 0,5 bis 10 cm Größe. Die Patienten leiden manchmal unter einem Globusgefühl und unter der kosmetischen Beeinträchtigung. Bei Vorliegen von Fisteln ist die umgebende Haut oft gerötet.

Therapie

Exstirpation. Exstirpation der Zyste oder Fistel, **wobei der Zungenbeinkörper mitreseziert werden muß,** um Rezidive zu vermeiden.

Bei Abszeßbildung: Kommt es zur Bildung eines Abszesses, so muß dieser indiziert und drainiert werden. Die Zyste bzw. Fistel kann dann im entzündungsfreien Intervall exstirpiert werden. Zusätzlich ist eine antibiotische Behandlung notwendig mit Ampicillin (z.B. Binotal® 3 × 2 g/die i.v., bei Kindern 100–200 mg/kg KG/die) oder Cefazolin (z.B. Gramaxin® 2–3 × 0,5–2 g/die i.v.). Bei Unverträglichkeit Cotrimoxazol (z.B. Cotrim-forte ratiopharm® 2 × 2 Tbl./die; Eusaprim® forte 2 × 2 Tbl./die).

Prognose

Mit Therapie: Erfolgt die Exstirpation der Zyste bzw. der Fistel zusammen mit dem Zungenbeinkörper, so ist das Auftreten eines Rezidives sehr selten. Dies trifft für den Fall, daß der Zungenbeinkörper belassen wurde, nicht zu.

Ohne Therapie: Ohne operative Therapie kann es zu einer permanenten Größenzunahme der Zyste kommen, die sich chronisch infizieren und zu einem Abszeß entwickeln kann. Besteht eine Fistel, so kann es durch die chronische Entzündung zu einer Mazeration der Haut im Bereich der Fistelöffnung kommen.

Konnataler Schiefhals (Tortikollis, Caput obstipum)

Zu den angeborenen Schiefhalsformen zählt man den muskulären Schiefhals, den ossären Schiefhals infolge kongenitaler Mißbildungen der Halswirbelsäule und den neurogen bedingten, spastischen Schiefhals. Am häufigsten kommt der muskuläre Schiefhals vor.

Therapie

Muskulärer Schiefhals: Die konservative Therapie führt beim muskulären Schiefhals nur in leichten Fällen zum Ziele und ist bei Säuglingen in den ersten 3–4 Lebensmonaten indiziert. Die konservativen Maßnahmen beschränken sich auf regelmäßige passive Dehnungen des erkrankten Muskels mit Hebung des Kopfes und Drehung nach der gesunden Seite.

In allen anderen Fällen muß ein operativer Eingriff erfolgen. Der günstigste Zeitpunkt für die Operation liegt zwischen dem 6. und 12. Lebensmonat. Es wird der Ansatz und/oder der Ursprung des M. sternocleidomastoideus durchtrennt.

Spastischer Schiefhals: Beim spastischen Schiefhals kann durch eine Durchtrennung des N. accessorius eine Besserung herbeigeführt werden, vor allem dann, wenn der M. sternocleidomastoideus und der M. trapezius besonders betroffen sind.

Ossärer Schiefhals: Er wird orthopädisch behandelt. Eine kausale Therapie ist in der Regel nicht möglich. Durch Lagerung in korrigierenden Gipsschalen wird versucht, das Wachstum in eine bestimmte Richtung zu lenken.

Postoperative Nachbehandlung. Nach operativer Therapie des muskulären und spastischen Schiefhalses muß über Wochen nach der Operation konservativ nachbehandelt werden. Bei Säuglingen und Kleinkindern sollte der Kopf in einer überkorrigierten Stellung fixiert werden. Krankengymnastik.

Prognose

Ohne Operation: Die konservative Behandlung des muskulären Schiefhalses führt nur in leichten Fällen zum Ziel. Nach längerem Bestehen kann es zu sekundären Wachstumsschädigungen des Kopfskelettes mit Verkrümmung der Schädelbasis,

Asymmetrie des Gesichts und einer Skoliose der Halswirbelsäule kommen.
Mit Operation: Rezidive sind selbst nach operativen Eingriffen häufig.

Halslymphknotenmetastasen bei bekanntem Primärtumor

In Lymphknoten kommen Karzinome nur als sekundäre Neubildung vor. Unter den bösartigen Tumoren des Halses sind etwa 40–50 % als Lymphknotenmetastasen zu diagnostizieren. Der Primärtumor liegt in 80–87 % im Kopf-Hals-Bereich. Im Laufe des ersten Jahres werden die meisten Primärtumoren aufgedeckt. In etwa 20 % der Primärkarzinome im Kopf-Hals-Bereich liegt bei der Diagnosestellung eine kontralaterale Metastasierung vor. Bilaterale zervikale Lymphknotenmetastasen sind bei Mittellinientumoren und in fortgeschrittenen Tumorstadien zu erwarten. Symptom ist eine langsam an Größe zunehmende, meist derbe Schwellung im Halsbereich, die ab einer bestimmten Größe neben kosmetischen auch funktionelle Störungen verursacht. Diese können durch die Verdrängung oder durch invasives Wachstum (Nerven, Gefäße) bedingt sein. Manche größeren Metastasen ulzerieren und brechen nach außen auf. Zur Diagnose dienen Palpation, Sonografie, CT und Kernspintomografie. Zwingend ist die histologische Untersuchung der Gewebeprobe. Liegt allerdings ein bekanntes Karzinom im oberen Aerodigestivtrakt vor, so ist jede derbe Schwellung im Halsbereich metastasenverdächtig, eine gesonderte Entnahme einer Gewebeprobe zu diagnostischen Zwecken erübrigt sich in diesen Fällen.

Therapie

Neck dissection. Ist eine kurative Therapie geplant, ist eine Neck dissection der klassische Eingriff bei Vorliegen gesicherter Lymphknotenmetastasen. Sie wird meist in Kombination mit der Exstirpation des

Primärtumors durchgeführt. Ausnahme: strahlensensibles undifferenziertes Nasopharynxkarzinom.
Man unterscheidet u. a. zwischen der suprahyoidalen, der funktionserhaltenden und der radikalen Neck dissection.
Bei Inoperabilität oder Ablehnung der Operation durch den Patienten erfolgt die primäre Bestrahlung eventuell kombiniert mit einer Chemotherapie.
Beim Plattenepithelkarzinom: Radikale Neck dissection und Nachbestrahlung. Sorgfältige Tumornachsorge mit Re-Staging.
Beim undifferenzierten Karzinom: Insbesondere bei positivem IgA-Serum-Titer gegen VCA (virus capsid antigen) und EA (early antigen) des EBV Vorgehensweise wie beim NPC (undifferenziertes Nasopharynxkarzinom): Strahlentherapie des Halses einschließlich Nasenrachenraum, eventuell Neck dissection.
Sorgfältige Nachsorge mit Tumormarkerbestimmung alle 3 Monate und Re-Staging.
Aufklärung über Dignität und Therapie.
Tumornachsorge: Medizinisch, zusätzlich erfolgen erneute Primärtumorsuchen im Bereich des oberen Aerodigestivtraktes. Ärztlich-psychosoziale Nachsorge.
Bei fortgeschrittenen inkurablen Karzinommetastasen: Da in vielen Fällen Schmerzen im Vordergrund stehen, muß eine ausreichende Analgesie erfolgen. Ferner soll eine Aufklärung über die unheilbare Erkrankung des Patienten, je nach seiner individuellen Aufnahmefähigkeit, angestrebt werden. Gesprächsführung mit einem inkurablen Tumorkranken. Ärztlicher Beistand ist sowohl ärztlich-psychologisch als auch medizinisch bis zum Tode notwendig.

14 Sachverzeichnis

A

Abszeß 34
Abszeßspaltung 203 f, 240
ACAI-Schlinge 71
Acarex-Test 124
Acetylcystein 149
Acetylsalicylsäure 14
Aciclovir 167
Adaption, Bewegungskrankheit 97
Adenoide 187
Adenotomie 43, 187
Adenotonsillektomie 192
AIDS 244
Akustikusneurinom 95
Allergen 118
Allergie 120, 176, 180
Allergisierungsgefahr 27
Allergisierungsrate 56
Altersschwerhörigkeit 65
Amphotericin B 169
Analgesie 251
Analgetika
 Cocktail 15
 nichtsteroidale (NSA) 12
 zentral wirksame 14
Analgetikaintoleranz 130
Analgetika-Pseudoallergie 130
Anaphylaxie 129, 131
Angina
 agranulocytotica 198
 chronisch
  rezidivierende 209
 lacunaris 193
 lingualis 195
 Ludovici 171
 Plaut-Vincenti 198
 retronasalis 195
 septica 206
 tonsillaris 193
Anteflexionskopfschmerz 6
Antiemetika 98
Antihistaminikum 129
Antiverginosa 81
Antritis, okkulte 54
Aphasie 185
Aphonie 225
Aphthen 174
Aphthosis 174
Arthritis 107
Arytänoidektomie 225
Arzneimittelkombination,
 fixe 15
Arzneimitteltherapie, antiallergische 130
Asthma-Trias 130
Atemnot 170 f, 194, 200
 schwere 224

Tracheostoma 233
Atherome 34, 239
Aufbiß 4
Autogenes Training 79
 Stottern 183
Autoreise 97
Axonotmesis 104

B

Badesinusitis 150
Bannwarth-Syndrom 106
Basaliom
 Gesicht 165
 Ohrmuschel 35
Basilarismigräne 96
Beatmungstracheobronchoskopie 227
Becker-Arold-Übungsschema 213 ff
Bellocq-Tamponade 135
Bellsche Parese 104
Berufskrankheit 67
Bewältigungstherapie 79
Bewegungskrankheit 96
Bewußtseinsausschaltung 16
Bing-Horton-Kopfschmerzen 3
Biofeedback-Training 79
Blasenbildung 175
Blue ear drum 44
Blühkalender 122
Blutstillung 139
Blutung
 nach Tonsillektomie 192
 Tracheostoma 236

Borkenbildung 114, 221, 234
 lebensgefährliche 235
Borreliose 106
BPLN (Benigner paroxysmaler Lagerungsnystagmus) 83
Bronchospasmus 149

C

Candidiasis 168
Cerumen obturans 40
Choanen 111
Cholesteatom 8, 51, 60
 Mittelohr 57
Clippung 141
Cluster-Headache 3
Cochlea-Implant 68 f
Cocktail, analgetischer 15
Codeinanteil 15
Computertomographie 157
Costen-Syndrom 4, 74
Croup 220
Cuff 229, 236

D

Dauerausscheider, Diphtherie 196
Dauertracheostoma 230 f
Dehydratationstest 87
Dehydratationstherapie 87
Depoteffekt 125
Dermabrasion 117
Dermashaving 117

Dermoide 239
Deutsche Tinnitus-Liga 77
Diabetes mellitus 209
Diphterie 196
Diphterie-Krupp 197
Diphterieschutzimpfung 197
Diuretika 20
Doppelballonkatheter 135
Dosierungsintervall 15
Ductus thyreoglossus 247
Dysaphasie 185
Dysphagien 211
Dysphonie 225
  juvenil hyperfunktionelle 226
Dysplasie, kranio-zervikale 96
Dyspnoe 221

E

Einlage, hohe 146 f
Ekzem
  endogenes 33
  mikrobielles 33
  sebhorrhoisches 33
Elektrokoagulation 134
Elevatorium 163
Empyem 246
Endolymphe, Rückresorption 84
Endoskopie 220
Engstellenchirugie 151
Entwicklung, Kind 91
Entwicklungsstörungen 156

Entzündung(en) 8
  Gehörgang 23
  Keilbeinhöhle 7
  Kieferhöhle 7
  Larynx 219
  Lymphknoten 242
  Mittelohr 8, 46
  Nase 108
  Nasennebenhöhlen 7, 146, 151, 154 f
  Ösophagus 237
  Ohrmuschel 23
  Pharynx 193 ff
  Speicheldrüsen 178
  Tonsillen 193
  Trachea 227
  Zunge 176
Epiduralabszeß 61
Epiglottis, akute 221
Epipharyngitis 195
Epistaxis 132
Epstein-Barr-Virus 200
Erblindung 175
Erbrechen 17, 81, 96
Erkrankung, ausgebrannte 86
Erstickungsgefahr 197, 200, 219, 222
  akute 229
Ertaubung 62, 899
Ertaubungsgefahr 56
Erysipel 27
Erythem, Schmetterlingsform 101
Erythema
  exsudativum multiforme 175
  migrans 106

Erythroprosopalgie 3
Ethmoidektomie 102, 153
Ethmoiditis
  chronische 156
  okkulte 156
Exazerbation, akute 55
Exophthalmus 102
Exstirpation 245 f

F

Fazialislähmung, 53, 60
Fazialisparese 30 f, 89, 104 ff
Feuchtigkeitsgehalt, Gehörgang 32
Fistel(n)
  branchiogene 245
  intrakranielle a.v. 71
Fötor ex ore 22
Fokusassoziation 208
Follikulitis 109
Fremdkörper 8
Frühförderung 91, 94
Funktionsverlust, Hör-Gleichgewichtsorgan 53
Furunkel 109, 239

G

Gangunsicherheit, dauernde 89
Gaumenspalte 187
Gedeihstörungen 189
Gefäßclippung 141
Gehörgang, äußerer 24
Gehörgangsabszeß 23
Gehörgangsentzündung 23
Gehörgangsfurunkel 23
Gehörlosigkeit
  Erwachsenenalter 68
  prälinguale 68
Gesichtserysipel 101
Gesichtsfeld 102
Globus 211 f
Globus nervosus 213
Globusgefühl 247
Glomustumor 71
Glossitis 176
Glue ear 44
Glukoselösung 114
Grippe-Otitis 29

H

Hämatom 162
Halsabszesse 170, 240
Halsentzündung, abszedierend-phlegmonöse 206
Halsfisteln
  laterale 245
  mediane 247
Halsfurunkel 239
Halslymphknotenmetastasen 250
Halsphlegmone 240
Halswirbelsäule 5, 73
  Schiefhals 250
Halszysten
  laterale 246
  mediane 247
Haltungsfehler 73
Hausstaubmilben 123

Hausstiere 123
Herpangina 199
Herpes
 labialis 166
 simplex 167
 zoster 167
 oticus 30
Heuschnupfen 120
Hirnabszeß 61, 205
Hirnstammenzephalitis 29, 31
Hör-/Sprachtherapie 94
Hörgerät 57
Hörgeräte, Kinder 92
Hörnervenfasern, funktionstüchtige 70
Hörprüfungsmethoden 94
Hörschäden, akustische 65
Hörstörung(en)
 frühkindliche 92
 Kindesalter 90
 Sprachentwicklung 45
Hörsturz 62
 Rezidive 64
 Therapie 63
Hopkins-Endoskope 158
HWS-Syndrom 213
HWS-Therapie 79
Hyperkeratose 177
Hyperreaktivität, nasale 118
Hyperreaktivitätssyndrom 118
Hyperreflexie 118
Hypopharynxdivertikel 211
Hypopharynxperforation 241

Hyposensibilisierung 120, 125
 Dosierungsschema 126
 Kontraindikationen 128
 Schwangerschaft 128

I

Immuntherapie 125
Infekt, obere Luftwege 43
Infusionsschema 104
Inhalation 149
Insuffizienz, vertebrobasiläre 96
Intubation 220, 222
Isthmus faucium 191

J

Jugularis-interna-Thrombose 242

K

Kadaverstellung 224
Kaliumintoxikation 86
Kaliumsubstitution 105
Kamilleinhalation 219
Kanüle 235
Karbunkel 239
Kardinalsymptome 86
Karotisstenose 71
Karzinom
 branchiogenes 247
 radiogenes 166

Karzinophobie 212
Kauübungen 218
Kavernosusthrombose 110
Kehlkopfödem 170f, 194, 201, 205, 220
Keilbeinhöhlenentzündung 7
Kernreifung, zentrale Hörbahn 93
Kieferentwicklung, korrekte 189
Kiefergelenk 4, 74
Kiefergelenksmyarthropathie 4
Kieferhöhlenentzündungen 7
Kieferhöhlenoperation 155
Kieferklemme 205
Kiemenbogenrudimente 246
Killianscher Schleudermuskel 212
Kinder-Sinusitis 154
Kinetose 96
Kissing tonsils 190 f
Klimakterium 209
Kloßgefühl 221
Knalltrauma 65
Knocheneinschmelzung 49
Knochenleitungshörgeräte 92
Knochenleitungsimplantat 92
Knochenmarkstransplantation 199
Knochenschmerzen 19
Knorpel, nekrotischer 28

Koanalgetika 12
Knochenschmerzen 19
Koburg-Tropfen 150
Konstriktorenspasmus 212
Kontaktekzem 33
Kopfschmerzen 1
  als Begleitsymptome 6
  vertebragene 5
Kortison 221
Kortisonderivat 129
Krikoarytänoid-Gelenk 224
Krupp 220
Krustenbildung 228
Kryptenverschluß 207
Kupulolithiasis 83, 85

L

Labyrinthektomie, totale 89
Lärmarbeitsplätze 67
Lärmschwerhörigkeit 65
  chronische 67
Lärmtrauma, akutes 66
Lagerungsnystagmus, benigner paroxysmaler (BPLN) 83, 85
Lagerungstraining 85
Laryngektomie 231
Laryngitis
  akute 219
  chronische 222
Larynx, Funktionsstörungen 223
Laser, Rhinophym 117
Leukoplakie 177

Ligamentum-conicum-
 Punktion 222
Lingua geograhica 176
Liquorfistel 89
Lockerungsübungen
 Gesichtsmuskulatur 217
 Hals-Nacken-Schulter-
  Bereich 215
Locus Kiesselbachii 134
Logopädie 182
Luftbefeuchter 210
Luftfeuchtigkeit,
 Milben 124
Lugolsche Lösung 210
Lyme disease 106
Lymphadenitis 242
 Pieringer-Kuchinger 243
Lymphadenopathie, zervikale 243
Lymphknoten, Metastasen 250
Lymphödem 20

M

Magenentleerung, verzögerte 17
Malignomausschluß 209, 213
Mandeloperation 192
 Verhaltens-
  maßregeln 193
Masern, Prodromalstadium 202
Masteoidektomie 49, 52
Mastoiditis 51
 okkulte 54

Ménière-Anfall, akuter 87
Ménière-Syndrom 82, 84
Medianverlagerung 115
Mediastinitis 194, 201
Melanom(e)
 äußeres Ohr 37
 Ausdehnung 38
 Eindringtiefe 37
 Gehörgang 38
Meldepflicht 196, 243
Meningitis 61
Menopause 119
Messerklinger-Salbe 158
Metallvergiftung 199
Metastasen 36
 Halslymphknoten 250
Metastasierung 165
Milben 124
Minimal invasive surgery 151, 153, 155
Minimale zerebrale Dysfunktion (MCD) 184
Mißbildungen 245
Mitralstenose 223
Mittelohrentzündung 7, 40
 akute 46
  Säuglings- und Kleinkindalter 48
 chronische 54
  Hörverbesserung 57
 Herpes zoster 50
 Masern 50
 Scharlach 50
 Schmerzlinderung 47
Mittelohrmyoklonien 71
Mobilisation 99
Mononukleose,
 infektiöse 200

Morphinintoxikation 18
Morphintherapie, Nebenwirkungen 17
Morphium 16
Mucksches Saugglas 146, 148
Mukosus-Otitis 49
Mumps 179
Mundbodenabszeß 169
Mundbodenphlegmone 171
Mundgeruch 22
Mundmykose 168
Mundsoor 168
Mundwinkelrhagade 173
Muschelhyperplasie 143
Musculus
 constrictor pharyngis 212
 sternocleidomastoideus 249
Musiktherapie 186
Muskelkrämpfe 20
Mykose 31, 168, 238
Myogelosen 20

N

Näseln 181
NARES-Syndrom 131
Nasal continuous positive airway pressure (nCPAP-Gerät) 161
Nase
 Formveränderung 143
 trockene 144
Nasenatmung, behinderte 143
Nasenbeinfraktur 162
Nasenbeinreposition 163
Nasenbluten 109, 132
 unstillbares 140, 142
Nasenduschen 113
Naseneingang, Verschluß 115
Naseneingangsekzem 108
Nasenekzem 108
Nasenemulsion(en) 158 f
Nasenendoskopie 157
Nasenfurunkel 109
Nasennebenhöhlenentzündung(en) 6
 akute 146
 chronische 151
Nasensekret, hochziehen 112
Nasenseptum 143
 Fraktur 162
 Perforation 144
Nasentamponade 135
 nach Bellocq 138
nCPAP-Gerät 161
Neck dissection 36, 38, 250
Nervenschmerzen 20
Nervus
 accessorius 249
 statoacusticus 95
Neuralgien, vertebragene 5
Neuronitis vestibularis 81
Neuronopathia vestibularis 81
Neurotmesis 104
Niesreiz 118
NSA (nichtsteroidale Analgetika) 12

O

Obstipation, spastische 17
Obturator 144 f
Ödem 219, 227
Ösophagostoma 241
Ösophagus 237
Ösophagusmykose 238
Ösophagusperforation 241
Ohratherome 34
Ohrekzem 33
Ohrfremdkörper 41
Ohrgeräusche, siehe auch
 Tinnitus 43
Ohrmuschel, Perichondritis 28
Ohrmuschelentzündung 23
Ohrmuschelresektion 35
Ohrmykose 31
Ohrschmalzpfropf 39
Ohrspülung 39
Operation
 endonasale 153
 endoskopische 155
 extronasale 154
Opiate 18
Opioide 14
Orbitadekompression 102
Orbitopathie(n) 101
 endokrine 102
Ostitis 26
Otitis
 externa
  bullosa haemorrhagica 29
  circumscripta 23
  diffusa 24, 41
  maligna 26

Otitis
 externa
  necroticans 25 f
 media
  acuta 46
   Komplikation 51
   Masern 50
   Säuglings- und Kleinkindalter 48
   Scharlach 50
  epitympanalis, chronische 57
  mesotympanalis 54
Otolith 83
Ozäna 114

P

Parasympatholytika 98
Parazentese 47 f, 52
Parese, komplette 104
Parotitis 178
 epidemica 179
Partial ossicular replacement prothesis (PORP) 58 f
Paukenerguß 140
Perforationsgefahr 134
Perichondritis 28
Peritonsillarabszeß 202
Peritonsillitis 203
Perlèche 173
Petechien 196
Pfeiffersches Drüsenfieber 200
Pharmaka, anaphylaktoide Reaktionen 131

Pharyngitis
  akute 202
  chronische 209
  lateralis 195
Pharyngostoma 241
Phoniater 183 f
Pilze, saprophytäre 32
Pilznachweis 32
Placebo 78
Plattenepithelkarzinom 165
  beginnendes 177
  Ohrmuschel 36
Plummer-Vinson-Syndrom 210
Pollenallergene 120
Polstermöbel 124
Polypen 113
Polyposis 158
PORP (Partial ossicular replacement prothesis) 58 f
Präkanzerose 177
Presbyakusis 64
Presbyvertigo 99
Probeexzision 37
Pseudoallergie 131 f
Pseudoemenz 189
Pseudokrupp 201, 220
Psychotherapeutische Verfahren 77
Pylorospasmus 17

Q

Quincke-Ödem 180

R

Rachenkatarrh 202
Rachenmandelhyperplasie 187
Radikaloperation 58
Radikuloneuritis 167
Refluxösophagitis 237
Reintonaudiogramm 86
Reizstromtherapie 224
Rekurrensparese 223
Re-Staging 251
Retropharyngealabszeß
  Erwachsener 201
  Kleinkind 201
Retrotonsillarabszeß 206
Rezidivperforationen 145
Rheumatische Komplikationen 208
Rhinitis
  acuta 111
  allergische 120
  atrophicans 114
  chronica 112
  pseudoallergische 130
  sicca 144
    anterior 108
  vasomotorische 119
Rhinolalie 181
Rhinolaliegefahr 188
Rhinophonie 181
Rhinophym 116
Rhinoviren 111
Röteln, Prodromalstadium 202
Rötung, Gesicht 116
Ronchopathie 160
Rosazea 116

S

Saccus endolymphaticus, Dekrompession 88
Sänger 208, 211
Sängerknötchen 226
Säuglingsmastoiditis 54
Sakkotomie 88
Salzlösung 113, 144
Sattelnase 164
Scalenus-anterior-Syndrom 96
Schalldruckpegel 66
Schalleitungsschwerhörigkeit 189
Schallexposition, zivilisatorische 64
Scharlach, Prodromalstadium 202
Scharlachangina 195
Schechsche Lösung 210
Schiefhals 248
Schimmelpilzsporen 122
Schlaf-Apnoe-Syndrom 160
Schleimhauteiterung, chronische 54
Schmerzanamnese 9
Schmerztherapie 1
 invasive 22
 medikamentöse 10
Schnarchen 143, 160
Schnupfen 111
Schockapotheke 128
Schreiknötchen 226
 Kinder 226
Schwangerschaft
 Hyposensibilisierung 128
 Toxoplasmose 244
Schwangerschaftsrhinopathie 119
Schwarze Haarzunge 172
Schwerhörigkeit
 Alter 64
 beidseitige prälinguale 91
 cochleäre 62
 einseitige 91
 Kinder 90
Schwindel
 Alter 99
 peripherer 81
 unspezifischer zentraler 99
 vaskulärer zentraler 96
 zentraler 95
Seekrankheit 97
Seitenstrangangina 195
Sekretion, Ohr 55
Sekretolyse 147
Sepsis 61
Septumdeviation 143
Septumfrakturen 164
Septumhämatome 164
Septumperforation 109, 144
Serotympanon 44
Sialadenitis 178 ff
Sialoadenose 170
Siebbeinentzündung 7
Sinubronchiales Syndrom 160
Sinusitiden 7

Sinusitis 140
  akute 146
  chronische 151
  Kinder 154
Sinusthrombose 53, 61
Skoliose 250
Soor 168, 238
Spachstörungen 184
  zentral verursachte 185
Speicheldrüsenerkrankungen 178
Speichelsteine 170
Sphinktermuskel 237
Spinaliom, Ohrmuschel 36
Spirillen 198
Spontannystagmus 88
Spontanperforation 47
Sprache, kloßige 221
Sprachentwicklung 45
Sprachentwicklungsstörung 188
Sprachentwicklungsverzögerung 184
Sprachheilkindergärten 183
Sprechberufe 211, 222
Sprechkanüle 231
Sprechstörungen 181
Sprechtraining 68
Staubfänger 124
Stellatumblockade 89
Steroidbehandlung 105
Stevens-Johnson-Syndrom 175
Stimmgebrauch, falscher 222
Stimmlippenlähmung 223
Stimmüberlastung 225
Stimmverbot 219
Stimulus, akustischer 93
Stirnhöhlenentzündungen 6
Stockschnupfen 112
Stomatitis 21
  angularis 173
  herpetiformes 167
  ulcerosa 173
Stottern 182
Strahlentherapie 35
Streptokokken, β-hämolysierende 46
Streßabbau 213
Streßsituation, Somatisierung 212
Struma 223, 229
Subclavian-steal-Phänomen 96
Subclavian-steal-Syndrom 71
Submandibulektomie 178
Suchtentwicklung 12
α-Sympathomimetika 150
Synapsen, zentrale Hörbahn 93

T

Taubheit, beidseitige 68
Therapie
  akustische 77
  logopädische 182
Therapieresistenz 27
Therapieverweigerer 63
Thrombophlebitis 110, 170
Tiefschlaf 162

Tinnitus 4, 66
  als Begleitsymptom 72
  bei Kiefergelenksmyarthropathie 74
  dekompensierter 75 f
  Hörgeräteversorgung 78
  idiopathischer
    akuter 75
    Behandlungsmethoden 77
    chronischer 75
  kompensierter 75
  objektiver 70
  subjektiver 71
  symptomatischer 72
  toxischer 72
  vertebragener 73
Tinnitus-Counseling 76, 80
Tinnitushypothese, falsche 80
Tinnitusinstrument 78
Tinnitusmasker 78
Tonsillektomie 191, 206, 245
Tonsillenhyperplasie 190
Tonsillenkrypten, Verschluß 203
Tonsillennachblutung 192
Tonsillitis
  akute 193
  chronische 207
  chronisch-rezidivierende 209
Tonsillogene Sepsis 206
TORP (Total ossicular replacement prothesis) 58 f
Tortikollis 248
Toxoplasmose 243
Trachealkanülen 233
Trachealplastik 230
Trachealstenose
  akute 227
  chronische 229
Trachealimplantate 230
Trachealtransplantate 230
Tracheitis 227
  sicca 228, 234
Tracheostoma 231
Tracheostomablutung 236
Tracheostomanotfälle 233
Tracheostomastenose 235
Tracheostomie 161
Tracheotomie 220, 228
  unsachgemäße 229
Trigeminusneuralgie 1
  isolierte 2
Tröpfchengröße, Inhalation 149
Trommelfell 25
Trommelfellperforation 39 f
Tubenbelüftung 45
Tubenventilation 52
Tubenverschluß
  akuter 43
  chronischer 44
Tuberkulose 202
Tumorfötor 22
Tumormarkerbestimmung 251
Tumorreduktion, palliative 10
Tumorschmerzen 8
  Therapie 11
  Ursachen 9

Tympanoplastik 55 ff
  Typen 58

U

Übelkeit 17, 81, 96
Ulcus 198
  Mund 173
Ulzera 174, 198
Uvulopalatopharyngoplastik (UPPP) 161

V

Varicella zoster 30
Varizellen-Zoster-Virus 167
Vasokonstriktion 133
Ventilationsstörung, Sanierung 60
Verätzung 134
Verhaltenstherapie 79
Verspannungen 20
Vertebralisstenose 71
Vestibularisausfall, einseitiger 81
Vestibularisfaserdurchtrennung 84
Vestibularisneurektomie 89

Vioform-Lotio 166
Visus 102
Visusverlust 102

W

Waldeyerscher Rachenring 190
Wallenberg-Syndrom 96
WHO-Stufenplan 12
Wirbelsäule 5
Wundrose 27

Z

Zähneknirschen 4
Zecken 106 f
Zenker-Divertikel 211
Zerumen 39
Ziegenpeter 179
Zovirax 167
Zunge
  Desquamation 172
  grauweiß belegte 172
Zungenbeinkörper 248
Zungenentzündung 176
Zyanose 171, 234
Zygomatizitis 52

Notizen

Notizen

OPERATION – THERAPIE – REHABILITATION

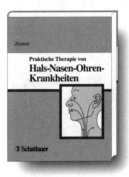

Zenner
**Praktische Therapie von
Hals-Nasen-Ohren-Krankheiten**

1993. 414 Seiten, 171 Abbildungen, 53 Tabellen, geb.
DM 198,–/öS 1465,–/sFr 198,– · ISBN 3-7945-1323-1

In diesem reich bebilderten Buch wird die konservative und operative Behandlung von HNO-Krankheiten praxisrelevant und einprägsam dargestellt. HNO-Ärzte in Weiterbildung und Praxis, Allgemeinmediziner, aber auch Internisten, Chirurgen und Pädiater, die mit Erkrankungen an Hals, Nase und Ohr konfrontiert werden, finden in diesem Handbuch konkrete Anleitungen für die Therapie.

Die konservative Behandlung wird rezepturgerecht beschrieben, Indikationen und Prinzipien der operativen Therapie werden geschildert und anhand zahlreicher Abbildungen verdeutlicht. Auf typische Fehler und Gefahren der jeweiligen Behandlungsmethoden weisen die Verfasser besonders hin. Probleme der Patientenführung und Aufklärung werden ausführlich behandelt. Die für die Beratung des Patienten relevante Prognose wird für jedes Krankheitsbild aufgeführt. Auf psychosoziale Aspekte der Begleitung krebskranker und unheilbar erkrankter Patienten geht das erfahrene Autorenteam ausführlich ein. Den Bereichen Nachsorge und Rehabilitation gelten einige Abschnitte, dabei wird die Versorgung Tinnitus- und Schwindelkranker eingehend besprochen.

Ein systematisches Lehrbuch der Therapie von HNO-Krankheiten und praktisches Nachschlagewerk.

Irrtum und Preisänderungen vorbehalten.

SCHMERZTHERAPIE

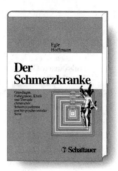

Egle/Hoffmann (Hrsg.)
Der Schmerzkranke
Grundlagen, Pathogenese, Klinik und Therapie chronischer Schmerzsyndrome
aus biopsychosozialer Sicht

1993. 753 Seiten, 59 Abbildungen, 104 Tabellen, geb.
DM 98,–/öS 725,–/sFr 98,– · ISBN 3-7945-1522-6

Schmerztherapie ist entweder biopsychosozial orientiert oder langfristig unwirksam, denn in kaum einem Bereich der Medizin sind die Wechselwirkungen zwischen physischen und psychischen Faktoren so offenkundig. Konsequent trägt das interdisziplinäre Autorenteam dieser Tatsache Rechnung und legt ein vielbeachtetes Buch mit dem folgenden Konzept vor:
▶ Pathophysiologie des Schmerzes
▶ Allgemeine und spezielle Diagnostik in den einzelnen medizinischen Spezialgebieten (z.B. orofazialer Schmerz, Kopfschmerz, Malignomschmerz u. a.)
▶ Begutachtungsfragen

▶ Multifaktorielle Schmerztherapie: Therapie mit Analgetika und Psychopharmaka, Nervenblockade, Akupunktur und TENS, Physiotherapie, Psychotherapie
▶ Optisch hervorgehobene Kasuistiken zur Veranschaulichung
▶ Gebrauchsfertige Fragebogenformulare zur Schmerzanamnese im Anhang

Ein wissenschaftlich fundiertes, interdisziplinäres praxisrelevantes und hervorragend redigiertes Lehrbuch der modernen integrierten Schmerztherapie.

Irrtum und Preisänderungen vorbehalten.